LE SIGNE AUTOMATIQUE

DE LA MORT RÉELLE

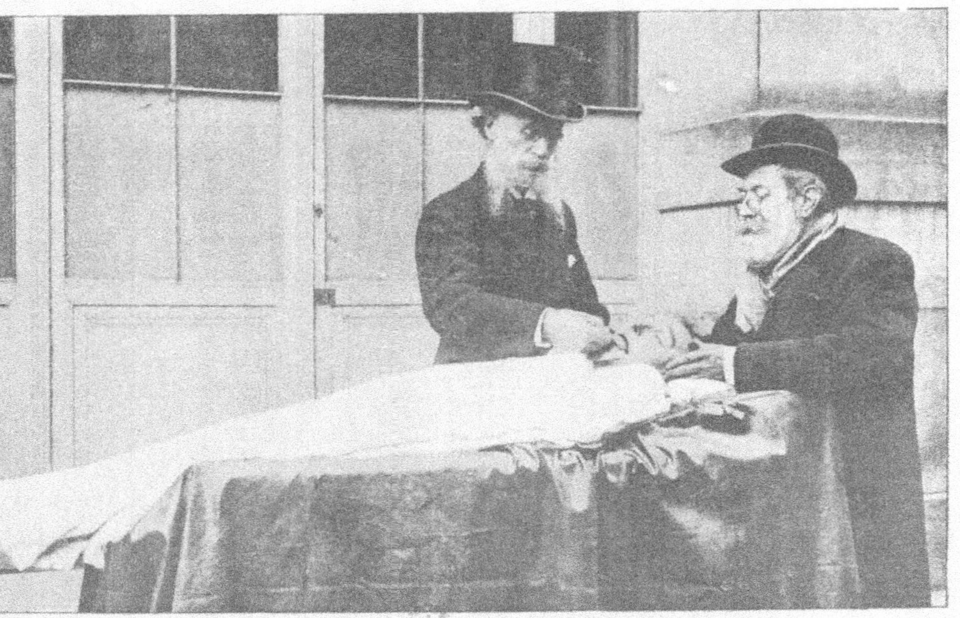

Fig. 1. — Procédé manuel des tractions rythmées de la langue.

DOCTEUR J.-V. LABORDE

LE SIGNE AUTOMATIQUE DE LA MORT RÉELLE

DÉDUIT DE L'ACTION *NÉGATIVE*

DU PROCÉDÉ

DES TRACTIONS RYTHMÉES DE LA LANGUE

ÉTUDE ET DÉTERMINATION EXPÉRIMENTALES
DE LA PERSISTANCE ET DE LA DURÉE DES PROPRIÉTÉS FONCTIONNELLES
DES TISSUS ET DES ÉLÉMENTS
DANS LES DIVERSES CONDITIONS DE MORT APPARENTE

Application pratique à la détermination de la mort réelle

Avec dessins et planches en photogravure
dans le texte et hors texte

PARIS
LIBRAIRIE C. REINWALD
SCHLEICHER FRÈRES, ÉDITEURS
15, RUE DES SAINTS-PÈRES, 15

1900

« Il n'est pas indispensable, pour bien mériter de l'humanité et pour payer son tribut à la patrie, d'être appelé à ces fonctions publiques et éclatantes qui concourent à l'organisation et à la régénération des empires. Le physicien peut aussi, dans le silence de son laboratoire et de son cabinet, exercer des fonctions patriotiques : il peut espérer par ses travaux de diminuer la masse des maux qui affligent l'espèce humaine, d'augmenter ses jouissances et son bonheur ; et n'eût-il contribué, par les routes nouvelles qu'il s'est ouvertes, qu'à prolonger de quelques années, de quelques jours même, la vie moyenne des hommes, il pourrait aspirer au titre glorieux de « Bienfaiteur de l'Humanité » ! »

LAVOISIER.

AVANT-PROPOS

Dans notre livre intitulé :

Les Tractions rythmées de la langue, moyen rationnel et le plus puissant de ranimer la fonction respiratoire et la vie, nous écrivions, à la fin de l'*Avant-propos*, tant de la première édition (1894), que de la deuxième (1897), les lignes suivantes :

« Le problème et sa solution comportent un double aspect :

« Celui du *Traitement de la mort*, dont nous nous occupons uniquement dans ce travail ;

« Et solidairement, celui de la *certitude* de la mort, résultant de l'action *négative* du procédé dont il s'agit.

« Cette seconde question, qui est à l'étude, est réservée pour une publication ultérieure. »

C'est cette seconde partie de notre programme, que nous nous proposons de réaliser aujourd'hui, dans ce travail, savoir :

Etablir la *réalité* et la *Certitude* de la mort, à l'aide d'un *procédé mécanique, automatique*, basé sur la détermination physiologique, expérimentale, conséquemment aussi exacte que possible, *de la persistance et de la limite extrême des propriétés fonctionnelles, qui constituent la mort apparente.*

INTRODUCTION

Dès le début et au seuil de cette étude, il nous est permis d'affirmer que la conception, la définition véritables de la *mort apparente*, qui sont la conception et la définition *physiologiques*, n'ont pas été encore données et qu'elles ne pouvaient l'être.

Il y avait, à cette impossibilité, une raison péremptoire : c'est que l'on ne possédait pas les éléments essentiels de cette définition, lesquels résident, ainsi que nous venons de l'indiquer, dans la détermination aussi exacte que possible des propriétés fonctionnelles, qui assurent la persistance *latente* de la vie dans l'organisme, alors que cette organisme présente les signes *extérieurs, objectifs* de la mort ; alors que, selon l'expression de notre grand Bichat, l'individu vit encore en *dedans*, tandis qu'il a cessé de vivre en *dehors*.

Pour réaliser cette détermination expérimentale, dans les véritables conditions qui la caractérisent, il a fallu trouver et systématiser un procédé qui n'apportât pas de perturbation fondamentale à la manifestation provoquée, et à l'expression des propriétés fonctionnelles en question.

Ce procédé, tout mécanique, est celui des *Tractions rythmées de la langue*, substitué aux procédés artificiels de recherche, dont le principal et le plus usuel, aux mains de l'expérimentateur, est l'emploi d'un *courant électrique*.

Le premier, en effet, agissant à distance, indirectement, et néanmoins d'une façon effective et même puissante sur les éléments organiques qui interviennent dans le mécanisme fonctionnel dont il s'agit, c'est-à-dire dans le *réflexe respiratoire et cardiaque*, laisse intactes, en les respectant pour ainsi dire, les propriétés fonctionnelles de ces éléments ; et il permet, ainsi, d'apprécier et de déterminer, en toute réalité, la persistance et la survie de ces propriétés, jusqu'à la limite extrême ; tandis que le second, directement et immédiatement appliqué sur l'élément ou tissu organiques — le tissu nerveux dans l'espèce — le place dans un état d'épuisement fonctionnel progressif et plus ou moins rapide, lui soutirant, à chaque application, à chaque *décharge électrique nouvelle*, une partie de sa vitalité et de sa fonction ; en sorte que la persistance *latente* de cette vitalité fonctionnelle, et sa limite extrême qui établit le passage de la mort *apparente* à la mort *réelle*, ne peuvent être données, en leur réalité, par ce procédé de l'*électrisation* directe, le seul qui ait été mis en usage jusqu'à présent.

C'est ce que nous nous proposons de démontrer, tout d'abord, à l'aide d'une première série d'expériences, dont les résultats comparatifs vont nous permettre d'établir un *criterium* facile et assuré de la mort *réelle* et *certaine*, grâce à la détermination exacte de la persistance-limite de la *vie latente*, dans les conditions diverses de mort *apparente*.

Et, afin de donner à ce *criterium* toute la portée pratique que nécessite l'application du procédé qui le constitue essentiellement, et qui est le procédé des *Tractions rythmées de la langue*, nous avons cherché et nous sommes arrivé à transformer ce dernier en un moyen instrumental fonctionnant *automatiquement*, et de telle manière qu'il est appelé à réaliser, en toute circonstance, et en toutes les mains, les plus vulgaires, les plus incompétentes, la recherche, et la détermination certaine de la mort définitive : ce qu'il est permis d'appeler, d'un seul mot qui le caractérise, le *signe automatique* de la *mort réelle;* lequel contient, si nous ne nous abusons, la solution véritablement pratique, tout en étant rationnelle, puisqu'elle est d'origine et d'essence physiologiques, de cet incessant et jusqu'alors irrésolu problème.

Avant d'entrer dans les détails de cette application, et de la description de l'appareil instrumental sur lequel elle repose, il importe de préciser les conditions physiologiques et organiques, qui interviennent dans les phénomènes que nous avons à considérer, et qui sont fondamentalement ceux de la *mort*, *apparente* et *réelle*.

I

LA MORT DE L'ORGANISME

SES CONDITIONS FONCTIONNELLES

RELEVANT D'UN PHÉNOMÈNE BIOLOGIQUE FONDAMENTAL

LE RÉFLEXE RESPIRATOIRE

**Le procédé des tractions rythmées de la langue
Son mécanisme.**

La *mort* de l'organisme, ou l'extinction de ses fonctions vitales, présente deux phases successives :

— Une *première* phase, dans laquelle se produit la suspension des grandes fonctions essentielles à l'entretien de la vie, fonction de *respiration* et de *circulation ;* mais dans laquelle persistent encore, d'une façon *latente*, sans mise en jeu et sans manifestation *extérieures*, les propriétés fonctionnelles des tissus et des éléments organiques ;

— Une *deuxième* phase, dans laquelle ces propriétés fonctionnelles s'éteignent et disparaissent elles-mêmes, dans un certain ordre de succession et de subordination, que nous essaierons de déterminer expérimentalement.

Bien que, dans la *première* période, il y ait les signes extérieurs, *apparents* de la mort, notamment l'absence et la cessation de tout mouvement, et de tout fonctionnement vital, cette mort objective n'est pas encore *réelle, définitive ;* elle le devient et s'achève dans la *deuxième* période, par l'extinction des propriétés intrinsèques des éléments organiques et des tissus.

Or, l'étude expérimentale de cette *survie latente* des propriétés fonctionnelles des tissus et des éléments, survie qui est précisément la caractéristique physiologique de la *mort apparente*, tout en nous faisant connaître les conditions diverses de leur existence et de leur durée, nous a permis de déterminer, en particulier, les conditions de persistance, et par suite de rappel et de résurrection d'un phénomène biologique fondamental dans le fonctionnement de l'organisme :

Ce phénomène est le *réflexe respiratoire*, lequel constitue, en sa réalisation et son mécanisme, la fonction de respiration, fonction primordiale, la plus essentielle à la vie.

Nous avons été amené, ainsi, par cette étude,

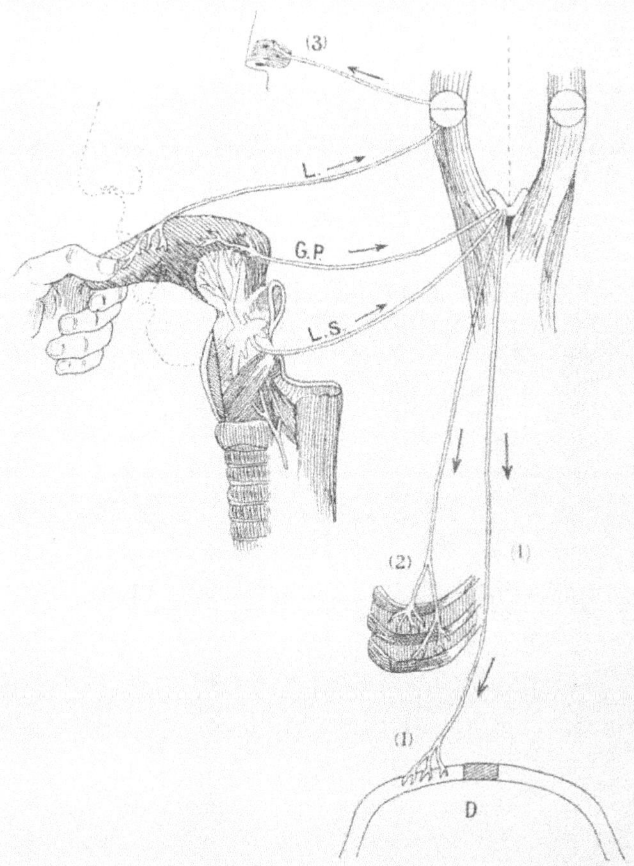

Fig. 11. — Schéma du mécanisme du procédé de la langue.

Montrant que la Traction de la langue, en agissant sur celle-ci, sur sa racine et sur ses attaches laryngées ;

Agit en même temps sur les nerfs *sensibles* qu'elle contient et qui en partent :

Le nerf laryngé supérieur L. S. (qui envoie des ramuscules à la base même de la langue) ;

Le glosso-pharyngien G. P. ;

Le lingual L. ;

Nerfs dont l'excitation ainsi provoquée est transmise au centre bulbaire et réfléchie en mouvement (*réflexe respiratoire*) par les nerfs *moteurs*.

(1) Le nerf phrénique ; (2) les nerfs des muscles thoraciques ; (3) le nerf des muscles respiratoires de la face N. facial.

Ainsi sont mis en jeu, dans l'ordre de succession suivante :

(1) Le diaphragme ; (2) les muscles thoraciques ; (3) les muscles respiratoires de la face.

à trouver la relation prochaine qui existe entre les éléments fonctionnels constitutifs du *réflexe respiratoire* et la *langue*, grâce aux connexions directes de cet organe avec les nerfs sensitifs, dont l'excitation initiale est le point de départ le plus puissant, le plus efficace du *réflexe* en question.

Ces nerfs sont, en première ligne, et par rang d'importance :

Le nerf *laryngé supérieur* (*fig.* II, L. S.), branche sensitive du pneumogastrique, qui envoie directement des expansions terminales à la base de la langue ;

En deuxième ligne, le nerf *glosso-pharyngien* (G. P.) qui appartient, en majeure partie à cet organe, et y intervient comme nerf du sens spécial de la gustation ; mais qui joue, aussi, d'après nos recherches, un rôle plus important qu'on ne l'avait supposé jusqu'alors, dans la fonction respiratoire ;

Troisièmement enfin, le nerf *lingual* (L.) qui s'épanouit dans toute la région antérieure de la langue, et y constitue un nerf de sensation, à la fois générale ou tactile, et spéciale.

Il résulte de ces connexions organiques que la *langue* peut servir, et qu'elle a servi, en effet, d'intermédiaire et, en quelque sorte, d'instrument pour l'excitation et la mise en jeu fonctionnelles de la sensibilité des nerfs en question; remplaçant, ainsi, l'excitation directe, possible dans l'expérimentation, mais inapplicable dans la pratique courante.

En *tirant*, en effet, sur la langue, on tire, en même temps, sur les nerfs sensibles ci-dessus, de façon à provoquer et à déterminer le *réflexe respiratoire*, qui s'accomplit de la manière suivante :

— Excitation primitive des nerfs sensibles sur lesquels agissent les *tractions linguales*, notamment et prédominemment les nerfs *laryngés supérieurs*, et les expansions terminales trachéo-bronchiques des pneumogastriques; accessoirement les nerfs *glosso-pharyngien* et *lingual;*

— Transmission de cette excitation au centre *respiratoire bulbo-myélitique;*

— Retour et répercussion *réflexes* sur les nerfs *moteurs* respiratoires, en particulier sur les nerfs *phréniques* ou *diaphragmatiques :* d'où réveil et rappel des mouvements du diaphragme, et par eux, de la fonction respiratoire.

De là, le procédé des *tractions rythmées de la langue* qui agit bien, en réalité, par le mécanisme précédent, ainsi que le démontre l'analyse expérimentale :

Si, en effet, nous pratiquons, dans ce but, la section des nerfs sensitifs de départ, *laryngés supérieurs* et *glosso-pharyngiens*, le rappel par les *tractions linguales* du *réflexe respiratoire* et par suite, de la fonction respiratoire elle-même et de la fonction connexe et solidaire cardio-circulatoire, n'est plus possible.

Et de même si, respectant les nerfs *sensitifs* susdits, premiers facteurs du *réflexe* en question, l'on fait porter la section sur les nerfs moteurs principaux, les nerfs *phréniques* ou diaphragmatiques, deuxième facteur, toute tentative de rappel ou de résurrection, par les *tractions rythmées de la langue*, du même réflexe respiratoire et cardiaque, devient impossible.

L'application pratique de ce résultat expérimental au traitement de la *mort apparente*, dans les conditions diverses où elle se produit, et dont l'essentielle et la plus fréquente est l'*asphyxie* sous toutes ses formes et origines pathogéniques, lui a apporté une confirmation éclatante ; si bien qu'il est permis d'affirmer, à l'heure présente, d'après des faits authentiques, qui ne se comptent plus et qui se renouvellent dans la pratique journalière, que la méthode des *tractions rythmées de la langue*, telle que nous l'avons établie et systématisée, d'après des données physiologiques fondamentales, constitue le traitement le plus puissant, partant le plus efficace de la *mort apparente*, grâce au rappel, véritable résurrection, du *réflexe* respiratoire et de la fonction totale à laquelle il préside.

Nous avons exposé, tout au long, dans un traité *ad hoc* [1], cette systématisation du procédé et ses applications ; il nous suffira d'en rappeler ici, pour les besoins de notre étude actuelle, la *technique* courante :

TECHNIQUE DU PROCÉDÉ DES TRACTIONS RYTHMÉES DE LA LANGUE

(Voir planches I et III)

Saisir solidement le corps de la langue (tiers antérieur) entre le pouce et l'index, avec un linge

[1] Le *Traitement physiologique de la mort. — Les Tractions rythmées de la langue*, etc., par J.-V. LABORDE, 2e édition. 1897, Félix Alcan, éditeur.

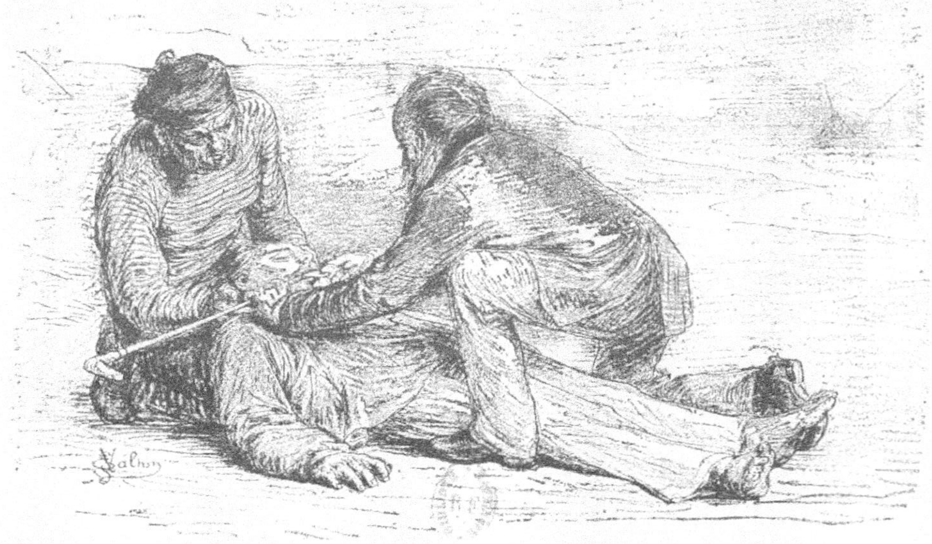

Fig. III. — Procédé manuel des *tractions rythmées de la langue* chez un noyé. Ouverture des mâchoires à l'aide d'une canne.

quelconque, ou le mouchoir qu'on a dans sa poche, ou même avec les doigts nus, et exercer sur elle, de dix-huit à vingt fois par minute, de *fortes tractions réitérées, successives, rythmées*, suivies de relâchement, en imitant les mouvements rythmés de la respiration elle-même.

Pendant les tractions, il importe de sentir que l'on tire bien sur la *racine* de la langue qui s'y prête, par son élasticité et sa passivité, surtout dans le cas de la mort apparente.

Lorsqu'on commence à sentir une certaine résistance, c'est que la fonction respiratoire se rétablit, et que la vie revient : il se fait alors, habituellement, un ou plusieurs mouvements de déglutition, bientôt suivis d'une inspiration bruyante, que j'appelle le *hoquet inspirateur*, premier signe de la *reviviscence*.

Si, au moment de saisir la langue, les mâchoires sont encore contractées et les dents serrées, les écarter, en forçant, avec les doigts si c'est possible, ou avec un corps résistant quelconque, morceau de bois, manche de couteau, bouchon, dos de cueiller ou de fourchette, extrémité d'une canne, etc., etc. (Voir la *fig*. III).

S'il s'agit d'un *noyé*, en prenant la langue et tout au début des tractions, il est utile d'introduire l'index, de l'autre main, au fond de l'arrière-gorge, de façon à aider à la provocation du vomissement, afin de dégager, autant que possible, l'estomac de l'eau ou des aliments qui l'encombrent.

MODÈLE NOUVEAU ET APPROPRIÉ DE PINCES A TRACTIONS LINGUALES POUR LE NOUVEAU-NÉ, L'ENFANT ET L'ADULTE.

La pratique des TRACTIONS RYTHMÉES DE LA LANGUE n'exige pas, en principe, ainsi qu'on vient de le voir, d'instrument ; la main, seule ou armée d'un linge pour éviter le glissement de l'organe, suffit : c'est ce qui donne au procédé un avantage inappréciable, relativement à son application facile et simple, à la portée de tous.

Cependant, il est des conditions dans lesquelles un instrument de préhension approprié peut être utile et même nécessaire. Une de ces conditions principales est celle de l'*asphyxie des nouveau-nés*, qui fournit, on le sait, le plus nombreux contingent à la pratique des TRACTIONS LINGUALES ; la langue du nouveau-né, en raison de son exiguité relative, est, en effet, difficile à saisir et à maintenir ; et bien qu'elle ait pu être manœuvrée, avec la main seule, dans un certain nombre de cas, de façon à donner des résultats heureux, il est certain que, le plus souvent, l'intervention d'un instrument préhenseur a été nécessitée.

On s'est servi, jusqu'à présent, d'une des pinces d'usage courant dans la trousse du médecin : ordinairement de la pince à pansement, ou de la pince à artère. Mais il n'est pas facile, avec ces instruments, de calculer le degré de pression nécessité par le maintien et les tractions de la langue, laquelle, chez le nouveau-né, peut être facilement meurtrie et endommagée ; ce qui n'est pas indifférent pour l'allaitement, la langue y prenant une part essentielle.

Il y avait donc lieu de se préoccuper de cet inconvénient et de tâcher d'y remédier.

Notre collègue, le professeur Budin, y avait d'abord songé, et a fait apporter à la pince à crochet ou à crémaillère (voir le dessin que nous en avons donné, p. 182, 1re édition) une modification qui, du côté de la préhension, lui donne une meilleure appropriation, en élargissant son diamètre, tout en réduisant sa surface — au moyen d'une fenêtre.

C'est un progrès, mais insuffisant, selon nous, surtout à cause du système d'accrochement qui est une complication, et de la pression exagérée qui en peut résulter.

Nous croyons être parvenu à simplifier considérablement les choses en combinant, ainsi que le montre le modèle ci-après (*fig.* IV), le système à ressort de la pince à artère ou à forcipressure, avec une surface de préhension appropriée : de plus, l'adjonction à l'extrémité opposée de la pince d'un crochet à ailettes recourbées, s'adaptant exactement aux doigts et au pouce en opposition, permet, le plus aisément du monde, la manœuvre des tractions; rien n'est plus facile que de placer la pince et de saisir la langue, il suffit de peser sur la branche du ressort et de les lâcher ensuite (Voir le dessin ci-après).

La force de ce ressort est calculée, pour l'enfant, de façon à n'exercer sur l'organe que la pression qui est juste nécessaire, et qui ne peut avoir, nous nous en sommes assurés, aucun résultat fâcheux.

Le modèle pour l'adulte est, naturellement, plus fort et plus résistant, il s'adapte très bien — comme on peut le voir sur soi — à la préhension et à la traction linguales, sans pression exagérée ni dangereuse ; elle n'est même pas douloureuse.

Ce modèle de pince peut remplacer avantageusement, croyons-nous, celles dont se servent nos

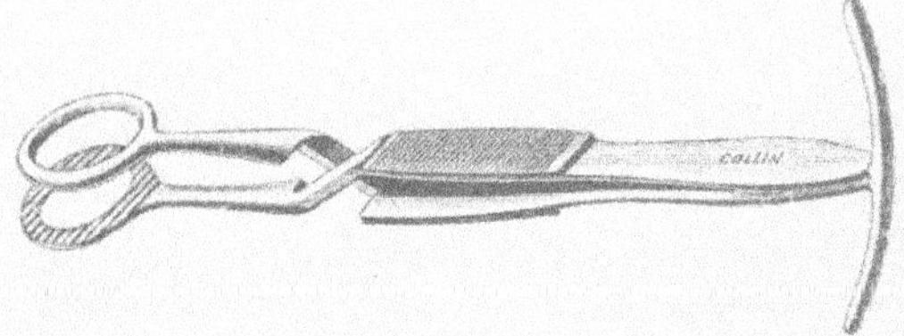

FIG. IV. — Modèle de pince à *tractions linguales*.

collègues chirurgiens, dans la chloroformisation, pour saisir préventivement la langue, et opérer les *tractions* à la moindre alerte.

Elle pourra aussi figurer, utilement, dans toute boîte de secours.

Nous aurons bientôt à revenir sur l'emploi de la pince *à tractions linguales*, dans la recherche et la réalisation mécaniques ou instrumentales de la mort *réelle*.

Ce qu'il nous importe, pour le présent, de noter

et de retenir, comme déduction immédiate du résultat à la fois expérimental et pratique de l'application de la méthode, c'est que, toutes les fois qu'elle n'a pas réussi, bien et dûment réalisée, et d'une suffisante durée, à opérer le rappel et la résurrection dont il s'agit, *la mort a cessé d'être apparente;* elle est achevée, définitive, *réelle;* en un mot, la *certitude*, la réalité de la mort se déduisent nécessairement de l'action *négative* de la méthode.

Il s'agit, en conséquence, de déterminer et de savoir, dans quelle mesure, c'est-à-dire dans quel espace de temps, peut et doit se produire cette action *négative* pour avoir et emporter, avec elle, la signification que nous avons été conduit à lui attribuer : cette mesure, ce laps de temps, il nous les faut précisément chercher et nous allons les trouver dans l'extrême limite de la *survie latente*, qui est la caractéristique de la *mort apparente*.

II

ÉTUDE EXPÉRIMENTALE

DES PROPRIÉTÉS FONCTIONNELLES DES ÉLÉMENTS ET DES TISSUS DANS LA SURVIE LATENTE DE L'ORGANISME

Conception et définition physiologiques de la mort apparente.

La recherche et l'analyse expérimentales appliquées à l'étude de l'extinction progressive et successive, après la mort, des propriétés fonctionnelles inhérentes aux éléments organiques qui président à l'*acte excito-moteur* proprement dit, ont établi cette notion fondamentale :

La propriété *sensitive* s'éteint et disparaît la *première ;*

La fonction *motrice* ou *motricité* nerveuse, la deuxième ;

En troisième et dernier lieu, la *contractilité* musculaire.

Mais, si tel est, l'ordre réel et constant de succession et de subordination des phénomènes, la notion relative au temps réel, à la durée aussi exacte que possible de persistance et de survie des propriétés fonctionnelles respectives en question, n'a pas été donnée — et elle n'en saurait être déduite — par le procédé technique qui a, jusqu'à ce jour présidé à cette recherche, et qui est essentiellement le procédé d'*électrisation* directe.

Voyons, en effet, de plus près, les causes de cette imperfection et de cette impossibilité attachées à ce procédé, en visant principalement ses applications au phénomène biologique fondamental, qui est l'objet de nos préoccupations actuelles : le *réflexe respiratoire*.

Pour mieux fixer les idées et les résultats, considérons, d'abord, le phénomène biologique dont il s'agit, le plus simple, le plus vulgaire en quelque sorte, celui qui constitue un simple effet moteur à la suite d'une excitation sensitive primitive, dans les conditions bien déterminées de l'intervention expérimentale, sans participation volontaire de l'organisme ; notamment chez l'animal qui se prête le mieux à cette recherche, la grenouille *décapitée*, dont on a mis préalablement à nu l'élément constitutif de départ du réflexe, le nerf *sensitif* de l'une des pattes[1] :

[1] Dans cet exposé, nous nous sommes appliqué, autant que

A l'aide d'un courant de pile et du condensateur à chariot de Dubois-Raymond qui en règle l'intensité, nous excitons directement le nerf sensitif, de façon à provoquer l'effet moteur caractérisé, mais *minimum* (Réflexe unilatéral) : soit 1 cette intensité minima d'excitation nécessaire à la provocation effective du réflexe.

Renouvelons, à peu d'intervalle, cette excitation exactement de *même intensité :* nous voyons se reproduire l'effet moteur, mais avec une *diminution* réelle saisissable (sans parler du retard que nous négligeons) ; si bien que pour obtenir aussi exactement que possible le même résultat,

possible, à considérer les choses dans toute leur simplicité la plus claire et la plus accessible, en les dégageant des notions plus ou moins complexes et (parfois) obscures, que les recherches électro-physiologiques ont introduites dans cette partie de la physiologie du système nerveux, depuis Dubois-Raymond, qui a désigné et étudié, sous le nom d'*electrotonus*, les modifications de l'excitabilité nerveuse et musculaire sous l'influence d'un courant constant et polarisant : étude poursuivie et complétée par les travaux de Ritter, Nobili, Valentin, Eckhard, P. Flüger, Wundt, etc...

Ainsi, nous ne nous occupons pas ici, n'ayant pas à nous en occuper, pour notre objet, de la diminution (*anelectrotonus*), ou de l'augmentation (*catelectrotonus*) de l'excitabilité du nerf sensitif suivant que l'action du courant s'exerce au pôle positif (*anode*) au pôle négatif (*cathode*), ou au voisinage des pôles (*point indifférent*).

Nous négligeons, pour le même motif, les modifications subordonnées à l'*ouverture* et à la *fermeture* du courant, pour ne considérer, encore un coup, que le résultat général qui nous intéresse par dessus tout : la diminution progressive de l'effet moteur traduisant la diminution de l'excitabilité du nerf, et son épuisement, au fur et à mesure du renouvellement de l'application de l'excitant artificiel.

il faut augmenter sensiblement l'intensité du courant directement appliqué sur le nerf, laquelle sera, par exemple 1 *plus une fraction*.

Cette augmentation nécessaire devient de plus en plus, et progressivement croissante, au fur et à mesure du renouvellement de l'excitation électrique; et si nous ne représentons pas ici, numériquement, cette progression qui peut être considérée, dans sa réalité, comme étant à peu près géométrique, c'est que nous voulons laisser, pour le moment, au résultat expérimental, son caractère le plus général, et, en principe, le plus compréhensif; ce résultat se résume, en effet, dans cette expression générique :

Chaque provocation et chaque mise en jeu de l'activité fonctionnelle du nerf sensitif exigent un accroissement de la force ou de l'intensité de l'excitant; ce qui signifie — ce dernier ne changeant pas en lui-même — que l'activité fonctionnelle en question diminue, s'amoindrit au fur et à mesure qu'elle s'exerce dans les conditions expérimentales dont il s'agit.

C'est ce qu'on appelle, en physiologie générale, et dans le langage classique, la *fatigue fonctionnelle*, laquelle peut, d'ailleurs, se produire, et qui se produit effectivement dans l'état de fonctionnement spontané, notamment de fonctionnement volontaire, mais sans que l'on ait alors à invoquer, comme facteur causal, l'intervention d'un excitant artificiel, ici l'excitant électrique : l'expression « fatigue fonctionnelle » n'implique pas, en effet, dans son acception propre, physiologique, l'agent de provocation ou d'excitation ; mais uniquement le fait ou le résultat fonctionnel, l'effet moteur dans le cas particulier que nous examinons ; et cependant, il n'est pas douteux que l'excitant lui-même intervient, pour sa part, et aussi par sa nature propre et personnelle, dans les modifications susdites de l'acte fonctionnel ; modifications qui résident essentiellement dans une diminution progressive de son intensité, pouvant aller jusqu'à la cessation, jusqu'au silence plus ou moins momentanés.

La démonstration directe de la réalité de cette intervention et de cette influence effectives de l'excitant artificiel — excitant *électrique* dans l'espèce — n'est guère possible, dans les conditions expérimentales dans lesquelles nous avons dû nous placer tout d'abord, pour établir clairement le terrain de la recherche ; et cela, pour cette raison péremptoire : que l'application directe sur le nerf sensitif de tout autre excitant que l'excitant électrique, notamment un des excitants mécaniques à la portée de l'expérimentateur — pincement, piqûre, tiraillement, torsion, etc., produit sur les éléments anatomiques des altérations immédiates plus ou moins profondes et telles, pour minimes qu'elles soient, qu'elles s'opposent à toute déduction légitime et autorisée de l'espèce de celle qui est visée dans cette recherche. Nous ne parlons pas des *excitants chimiques*, plus destructeurs encore que les précédents des propriétés organiques des tissus, partant de leurs propriétés fonctionnelles, — et conséquemment inapplicables.

Il ne resterait guère que les excitants *mécaniques* périphériques : piqûre, pincement de la peau, des extrémités digitales, etc., capables en en effet, de provoquer le réflexe par l'excitation des extrémités nerveuses sensitives; mais ces procédés, soit par l'inconstance et la variabilité de leur action, soit par les altérations organiques locales qu'elles déterminent également, ne sauraient permettre une application appropriée à la recherche dont il s'agit.

Et c'est, en fin de compte et ainsi que nous l'allons voir, le procédé des *tractions linguales* qui va nous fournir le moyen véritablement adapté à cette recherche, en nous transportant sur le terrain de l'acte fonctionnel, que nous avons particulièrement à considérer : le *réflexe respiratoire.*

Étudions de plus près ce phénomène biologique, en remontant d'abord, aux conditions fondamentales de sa réalisation, et de son mécanisme physiologique ; et en l'envisageant, ensuite, au point de vue de son intervention et de son rôle dans la mort *apparente*, et dans la mort *réelle*.

III

LE RÉFLEXE RESPIRATOIRE

SES ÉLÉMENTS FONCTIONNELS : CONDUCTEURS ET CENTRES (CENTRE RESPIRATOIRE)

Conditions et limites de survie dans la mort apparente et réelle

Déterminées par le procédé mécanique des tractions rythmées de la langue.

L'idée la meilleure, la plus exacte, parce qu'elle est la plus conforme à la réalité, que l'on puisse se faire du *réflexe respiratoire*, c'est de l'observer au moment même où il se manifeste, pour la première fois, chez l'être naissant, notamment chez l'enfant qui vient au monde; on en saisit alors le mécanisme sur le fait même, en quelque sorte :

Tout étant prêt dans l'organisme en formation pour la mise en jeu et l'accomplissement d'une fonction, restée jusqu'alors et forcément silencieuse, dans les conditions de la vie et de l'évolution *intra-utérines*, à peine cet organisme arrive-t-il au contact du milieu nouveau, où il est appelé à fonctionner et à vivre, que de ce contact (quelle qu'en soit d'ailleurs l'action intime que nous n'examinons pas ici) résulte immédiatement, et pour la première fois, un acte fonctionnel caractérisé essentiellement par un mouvement d'*appel* dans la cavité thoracique : c'est le mouvement ou l'acte primordial d'*inspiration*, bientôt suivi du mouvement ou de l'acte contraire, l'*expiration*. Sitôt réalisés, ces deux mouvements se continuent avec une alternance régulière et rythmée ; et ainsi s'est établi le fonctionnement respiratoire constitué par un acte fondamental, du type *réflexe*, inconscient et automatique, dont le mécanisme, considéré dans son aspect le plus général et en quelque sorte superficiel, est le suivant :

Une excitation *sensitive* de départ au contact extérieur et intérieur de l'organisme total avec le milieu nouveau, où il fait son apparition ; excitation se transformant, se *réfléchissant*, pour parler le langage physiologique, en effet *moteur* spécialisé du côté des éléments organiques *respirateurs*.

Sans entrer, pour l'instant, dans le détail et dans l'analyse du phénomène biologique dont il s'agit, notamment dans l'étude de l'intervention fonctionnelle respective des éléments en question, nous devons retenir de son observation objective, dans les conditions où nous venons de la poser et de la réaliser, le fait suivant :

Au moment même où s'accomplit, chez l'enfant naissant, l'acte primordial de la *respiration*, l'observateur qui est, d'habitude, en ce cas, l'accoucheur, aperçoit au niveau du creux épigastrique — région diaphragmatique — des mouvements ondulatoires particuliers, mouvements communiqués de la profondeur, qui ne sont pas autre chose que les premières contractions du muscle *diaphragme*, organe moteur essentiel de l'inspiration.

Or, nous allons voir que ces mêmes contractions, qui marquent la mise en jeu fonctionnelle du premier acte respiratoire dans l'état normal, se manifestent et s'établissent les premières, lorsque dans l'état d'*asphyxie* et de mort *apparente*, ou de cessation respiratoire momentanée — qui représente l'état fœtal de tantôt — l'on parvient à réaliser le rappel, véritable résurrection de ce fonctionnement réflexe, par l'emploi du procédé des *tractions rythmées de la langue*.

C'est pourquoi il nous importait, dès à présent de signaler cette particularité qui permet de saisir et d'expliquer, en sa puissance et son efficacité, un procédé issu de la nature même du fonctionnement physiologique.

— Nous venons d'envisager ce fonctionnement d'une façon générale ; mais, si pénétrant plus profondément et dans l'intimité du phénomène, nous l'analysons dans ses détails et dans son mécanisme, nous aurons, alors, à le considérer dans ses éléments essentiels, les plus prochains savoir :

A) Les nerfs de *sensibilité*, organes et siège de l'excitation d'origine et de départ du réflexe ;

B) Les *centres* spéciaux de réflexion ;

C) Les nerfs *moteurs* de retour.

A). — LES NERFS SENSITIFS

ORGANES ET SIÈGE DE L'EXCITATION D'ORIGINE ET DE DÉPART DU RÉFLEXE RESPIRATOIRE

S'il est vrai, comme nous venons de le montrer, en considérant le premier fonctionnement de l'organisme naissant au monde extérieur, qu'une excitation générale primitive des extrémités sensitives de la surface du tégument externe et interne constitue l'origine et le point de départ du *réflexe respiratoire*, c'est principalement et spécialement dans la mise en jeu fonctionnelle des nerfs *sensitifs* du tégument *interne* ou de la *muqueuse respiratoire* qu'il faut chercher et que réside ce départ.

Quels sont ces nerfs *sensitifs?*

Ils se résument, d'après la notion classique actuelle, en un nerf de haute et première importance, le *pneumogastrique* en sa partie sensitive, et plus prochainement dans son filet sensitif essentiel : le nerf *laryngé supérieur*.

Toutefois, nous allons voir — grâce à un des résultats nouveaux de nos recherches personnelles — que ce nerf n'est pas le seul qui puisse intervenir efficacement, dans la réalisation fonctionnelle dont il s'agit ; et que le nerf *glosso-pharyngien* considéré jusqu'à présent, dans sa fonction essentielle, comme un agent de sensibilité spéciale (sensibilité *gustative*), prend aussi une part réelle et active, à titre de nerf sensitif de départ réflexe, au fonctionnement respiratoire : c'est ce qui se dégagera bientôt clairement de la démonstration et de l'analyse expérimentales.

Tenons-nous en pour l'instant, à l'examen du

rôle fonctionnel du nerf *pneumogastrique*, et plus spécialement de son filet sensitif principal, le *laryngé supérieur*, en nous plaçant au point de vue particulier de notre étude : celui de l'action sensitive du nerf en question dans la provocation du réflexe respiratoire, et dans la condition expérimentale du déterminisme de ce réflexe.

Si, sur l'animal vivant — chien ou lapin — modérément anesthésié, de préférence par une injection mixte intrapéritonéale de morphine et de chloral, nous mettons à nu, à leur émergence laryngée, les troncs des nerfs *laryngés supérieurs*, et si nous les excitons, directement, à l'aide d'un courant de pile suffisant pour produire un effet objectif saisissable, cet effet est le suivant :

Une agitation plus ou moins vive de l'animal, avec efforts respiratoires plus ou moins incohérents, aboutissant — sous l'excitation continue — à un *arrêt* des mouvements respiratoires, et à des phénomènes asphyxiques.

Ce résultat expérimental est, d'ailleurs, exactement celui que l'on provoque et que l'on obtient, à la suite de pareille excitation électrique du bout central du pneumogastrique sectionné, c'est-à-dire de ses fibres sensitives.

Dans ces conditions, l'effet objectif de la provocation est, à la fois, un effet d'*excitation* fonctionnelle, et de *suspension* ou d'*arrêt*, avec prédominance de ce dernier, auquel aboutit définitivement l'excitation primitive : c'est pourquoi l'on a coutume, d'après les mémorables expériences de Rosenthal, de considérer comme effet ou résultat exclusifs de cette provocation expérimentale, l'action *suspensive* ou d'*arrêt*; ce qui n'est, en réalité, ainsi que nous allons le voir et le démontrer, qu'un côté, une partie de cette réalité.

Si, en effet, au lieu de la situation primitive et normale d'activité fonctionnelle, nous plaçons l'animal dans les conditions de *suspension* ou d'arrêt fonctionnels respiratoires, en réalisant l'*asphyxie* expérimentale et la *mort apparente*, qui en est la suite (soit par privation d'air respirable, soit par la submersion, soit par l'administration forcée, excessive de chloroforme); et si nous faisons, alors, agir directement le courant électrique, d'intensité suffisante, sur les nerfs *laryngés supérieurs*, ou ce qui est la même chose, sur le bout central des *pneumogastriques*;

nous voyons aussitôt, s'opérer le retour des mouvements respiratoires, en commençant par l'acte de l'inspiration; en sorte que, dans cette condition nouvelle, l'intervention de l'excitant provoque et ramène l'activité fonctionnelle, au lieu de produire la suspension ou l'arrêt.

Le phénomène présente donc une *double modalité*, selon la condition de déterminisme, dans laquelle il est réalisé :

— La suspension ou l'arrêt dans le cas d'*activité fonctionnelle ;*

— Le rappel de cette activité, si elle vient à être *suspendue* ou *arrêtée*.

Il convient et il importe d'ajouter que, dans cette double alternative, l'une des conditions déterminantes réside aussi dans le *degré d'intensité* du courant d'excitation; c'est ce que nous indiquons plus haut par les mots significatifs : « courant d'intensité *suffisante* » que l'on réalise par la recherche du résultat effectif, c'est-à-dire de l'effet moteur dont il s'agit, et que nous visons ici particulièrement : *le réflexe respiratoire.*

Il est d'observation expérimentale, en principe, que toutes choses égales d'ailleurs, l'action d'*arrêt* exige des courants d'excitation d'un degré d'intensité élevé, et en tout cas supérieur à celui que demande l'augment ou l'entretien de l'activité fonctionnelle ; et, qu'en outre, la persistance et la continuité d'application momentanée de l'excitant, sont plutôt favorables à l'action *suspensive* et d'*arrêt ;* tandis que l'interruption et l'intermittence s'adaptent plutôt au maintien ou à l'augment de l'activité fonctionnelle.

Nous avons puisé, on va bientôt le voir, dans cette notion tirée de l'observation de l'effet différent ou contraire, selon la persistance continue de l'excitant, ou selon son intermittence, une double variété importante d'application du procédé mécanique de la *traction linguale*, savoir :

La *traction intermittente* ou *rythmée* (le rythme respiratoire normal intervenant aussi, pour sa part, dans cette indication) quand il s'agit du réveil et de l'entretien de l'acte fonctionnel, représenté ici par le *réflexe respiratoire* suspendu ;

Ou bien, au contraire, la *traction linguale continue* et *maintenue*, lorsqu'il s'agit d'obtenir un *arrêt* fonctionnel, ou ce qui est tout un, un *arrêt* d'hyperactivité fonctionnelle anormale ou morbide : par exemple, le *spasme diaphragmatique* ou *hoquet*.

Voilà donc bien et clairement établies, si nous ne nous abusons, les conditions dans lesquelles l'excitation appropriée du nerf sensitif, qui préside spécialement à la mise en jeu fonctionnelle du *réflexe respiratoire*, et partant de la fonction qu'il constitue, provoque et ramène le réveil de cet acte fonctionnel fondamental, lorsqu'il vient d'être momentanément suspendu.

Et l'on saisit clairement aussi, à la suite de cette démonstration, la déduction qui, au point de vue pratique, en résulte immédiatement, et qui a été l'origine de la découverte et de la systématisation du procédé des *tractions rythmées de la langue*.

Avant d'aborder, maintenant, le point de cette étude, auquel nous sommes arrivés et que nous avons particulièrement en vue : Celui de la *durée réelle de l'excitabilité fonctionnelle du nerf sensitif en question*, dans l'état de mort apparente, nous avons à rappeler — et ce rappel suffira — que les autres éléments ou facteurs du réflexe respiratoire sont :

D'une part, le *centre bulbaire* de réflexion, ou *centre respiratoire ;*

De l'autre, les *nerfs moteurs* de retour qui actionnent les muscles affectés aux deux actes essentiels de la respiration; et parmi eux, celui qui joue le rôle essentiel, capital dans l'inspiration : le *diaphragme*, et son nerf spécial, le nerf *phrénique* ou *diaphragmatique*.

B). — LES CENTRES RESPIRATOIRE & CARDIAQUE

LIMITE DE PERSISTANCE

ET DE SURVIE FONCTIONNELLES DANS LA MORT APPARENTE

Nous n'avons pas, en effet, à insister ici — cela serait hors de propos — sur le *centre respiratoire*, sur sa constitution, son fonctionnement, son mécanisme : nous n'aurions à répéter à ce sujet, que ce qui est de notion classique, et que nous avons, pour notre humble part, contribué à compléter[1].

Ce qu'il importe de rappeler, pour notre objet

[1] *Société de Biologie, Comptes rendus*, mai 1883. Et *Tribune médicale*, 1884, p. 69 et suiv. Voyez aussi : *Exposé des titres et travaux scientifiques*. Supplément, 1887, p. 6 et suiv.

actuel, c'est la *résistance exceptionnelle*, la *longue survie fonctionnelle du centre respiratoire bulbaire*, et de la fonction qu'il alimente, dans les conditions extrêmes, où s'éteignent successivement les actes fonctionnels de l'organisme, et où cesse la vie : parmi ces conditions, il n'en est pas de plus propre à démontrer et à caractériser ce fait, que celle dans laquelle l'administration du chloroforme amène l'atténuation d'abord, puis la suspension complète de toute manifestation fonctionnelle extérieure ou objective, réduisant l'organisme à l'état d'inertie, de passivité absolues, qui pourraient faire croire à la mort, si l'une de ces manifestations ne persistait encore en son automatisme, une *seule*, la dernière : la *mécanique cardio-respiratoire*.

L'organisme imprégné de la substance anesthésiante par excellence, est une masse inerte et passive qui *respire encore*, et qui ne fait que cela... C'est son dernier souffle de vie, l'*ultimum virens* par lequel se révèle la persistance fonctionnelle du *centre organique*, qui préside à l'acte fondamental de la fonction respiratoire.

Vulpian avait déjà fait — avec sa perspicacité d'observateur et d'expérimentateur — cette remarque relative à la survie extrême du centre respiratoire ; nous l'avons confirmée et complétée, en démontrant que, même après la suspension objective de la fonction, et dans le véritable état de *mort apparente*, le centre respiratoire bulbaire conservait encore un certain degré d'excitabilité, alors que les autres facteurs du *réflexe respiratoire*, notamment les conducteurs sensitifs et moteurs, ne donnaient plus le moindre signe d'excitabilité fonctionnelle.

Nous avons réalisé cette domonstration expérimentale (*Loc. cit.*) en annulant, d'une part, l'excitabilité, et par conséquent l'intervention dans les phénomènes respiratoires, des nerfs *vagues* (section et atropinisation), et en produisant, d'un autre côté (au moyen de l'administration combinée de la morphine et du chloroforme ou du chloral) et simultanément, *l'anesthésie absolue* de toute la surface du corps, et des conducteurs de sensibilité générale et spéciale ; de telle façon que nulle réaction ne puisse plus être provoquée dans l'organisme : or, si dans ces conditions — et cela est possible — les actes mécaniques de la respiration continuent à s'effectuer, il suffit pour les suspendre, de pratiquer une excitation artificielle (piqûre ou excitation électriques) du centre respiratoire bulbaire : *syncope respiratoire* provoquée ; et si ces mêmes actes se suspendent et s'arrêtent dans la situation expérimentale ci-dessus (immobilisation totale et complète), on les peut rappeler et remettre en jeu par une excitation de même nature, mais réalisée de manière à ne pas désorganiser du coup, ou à ne pas détruire le centre organique en question (piqûre ou excitation superficielles).

Nous avons déduit de ce résultat expérimental une conception rationnelle des centres nerveux, organiques, relativement à leur *autonomie* fonctionnelle — que nous ne faisons que rappeler ici; car, encore un coup, ce qui nous importe actuellement avant tout, c'est la constatation de la *persistance, de la survie fonctionnelle* de ces centres, en particulier du centre respiratoire, dans les conditions dont il s'agit, c'est-à-dire dans le cas de mort extérieure, objective ou *apparente*.

Il convient aussi de rappeler, à ce propos, que les résultats, qui viennent d'être consignés précédemment, concernent également et solidairement le fonctionnement *cardiaque*, dans ses relations avec la portion ou les fibres *motrices* du pneumogastrique, et le *noyau bulbaire d'origine* de ces fibres, voisin du centre respiratoire; en sorte que les mêmes interventions expérimentales, dans les mêmes conditions de détermination, provoquent et entraînent les mêmes conséquences du côté du cœur ; et qu'il en résulte les mêmes déductions pratiques et d'application relativement au procédé mécanique des *tractions linguales*, lesquelles réveillent et ramènent les battements du cœur suspendu ou en syncope, au même titre, et avec le même mécanisme que les mouvements respiratoires [1].

C'est pourquoi nous avons coutume — y étant, comme on le voit, pleinement autorisé — de désigner les résultats en question, tant expérimentaux, que pratiques, par le terme mixte : *Cardio-respiratoire*.

Pour revenir à la persistance, à la survie fonctionnelles du *centre respiratoire* dont il était question à l'instant, elles ne sont pas douteuses, on vient de le constater, sur le terrain expérimental ; et elles se continuent bien au delà de celles du nerf *sensitif*, et même du nerf *moteur*, lequel survit, à son tour, ainsi que nous l'allons montrer, à ce dernier.

La réalité de cette persistance, en ce qui concerne les centres *cardio-respiratoires* se confirme, d'une façon incontestable, sur le terrain

[1] *Les tractions rythmées de la langue*, 2e édition, Félix Alcan, éditeur.

de l'observation pratique ; attendu que le rappel et la résurrection du *réflexe respiratoire* dans les cas bien déterminés de *mort apparente* (asphyxie par submersion, asphyxie toxique, etc.) peuvent s'effectuer, grâce au procédé des *tractions rythmées* de la langue, *trois* heures après cette mort objective ; et qu'ils ne peuvent évidemment avoir lieu qu'à la condition expresse que le *centre de réflexion* conserve sa survivance fonctionnelle. (Voir plus loin, p. 40 et suivantes.)

C). — LE NERF MOTEUR

SA SURVIE FONCTIONNELLE DANS LA MORT APPARENTE

Il en est de même — ainsi que nous venons d'en faire la remarque — de la persistance fonctionnelle post-mortale du nerf *moteur*, laquelle se continue, pour le moins, jusqu'à la limite ci-dessus ; ce dont témoigne, indubitablement, le fait même du rappel du *réflexe respiratoire* dans lequel il intervient, pour sa part, à la suite de l'emploi du procédé mécanique des *tractions linguales*.

Mais il est non moins douteux que cette limite

(*trois* heures) peut même être dépassée, en ce qui concerne le nerf *moteur;* car, sa survivance fonctionnelle dépasse toujours et en toute condition expérimentale et pratique, de la nature de celles que nous considérons ici (*mort apparente*) celle du nerf *sensitif*, lequel peut, à son tour, survivre, pour sa part, durant *trois heures* après la mort extérieure, d'après la même démonstration fournie par le résultat des *tractions linguales*.

Le moment est venu de donner à cette démonstration tout son caractère d'incontestable vérité, tant au point de vue expérimental, que de l'application pratique que nous visons ici particulièrement : le *signe certain, automatique de la mort réelle*.

IV

DÉTERMINATION EXPÉRIMENTALE ET PRATIQUE

DE LA LIMITE EXTRÊME DE SURVIE LATENTE

DANS LA *MORT APPARENTE*

Déduction relative à la possibilité et à la réalisation du rappel de la respiration et de la vie

ET AU SIGNE CERTAIN DE LA MORT RÉELLE TIRÉ DE L'ACTION *NÉGATIVE* DU PROCÉDÉ DE RANIMATION

Averti par nos expériences nombreuses et variées sur les diverses sortes d'asphyxie, et particulièrement sur l'asphyxie et la mort apparente d'origine toxique (chloroformisation), et par submersion ou noyade, que le rappel du réflexe cardio-respiratoire, et par suite de la fonction qu'il constitue, pouvait être effectué, au moyen des *tractions rythmées de la langue*, après un temps dont l'étendue n'avait pu être soupçonnée avant l'emploi de ce procédé : un quart d'heure, une demi-heure, deux heures et plus... Après l'asphyxie confirmée, et la mort objective qui s'ensuit, nous avions recommandé expressément, dans la pratique, de prolonger, autant que possible, l'application et la mise en jeu du procédé; convaincu que, dans cette application, devaient se produire les mêmes résultats positifs et efficaces, que dans les conditions expérimentales qui en étaient l'origine et la base.

Et, en effet, la pratique de la méthode des *tractions linguales*, notamment dans les cas d'asphyxie et de mort apparente par submersion ou noyade, entre des mains intelligentes, dévouées, et animées d'une foi invincible, ne tarda pas à amener des résultats qui eussent pu sembler absolument imprévus, et vraiment extraordinaires, s'ils n'eussent été conformes aux résultats expérimentaux, et aux prévisions justifiées par ces derniers.

Des faits se produisirent, effectivement, dans lesquels le rappel — véritable résurrection, comme nous nous plaisons à le répéter — du fonctionnement cardio-respiratoire, et consécutivement du fonctionnement total de l'organisme, et le retour à la vie, se montrent à la suite de la manœuvre patiente, tenace des *tractions linguales*, durant un quart d'heure, une demi-heure, une heure, deux heures, *trois heures* après une submersion plus ou moins prolongée.

Ces faits figurent, tout au long, d'après les témoignages et les rapports officiels, qui les relatent, dans notre livre sur le *Traitement phy-*

siologique de la mort apparente[1]; et il est nécessaire d'en détacher ici les plus démonstratifs, au point de vue spécial qui nous occuppe : *la limite extrême de persistance post-mortale des propriétés fonctionnelles, qui interviennent dans le rappel de la fonction respiratoire et de la vie.*

— Les voici, par degrés et ordres successifs de cette persistance :

I. — RAPPEL A LA VIE APRÈS UNE HEURE DE TRACTION RYTHMÉE DE LA LANGUE

D'un noyé ayant séjourné sous l'eau de dix à douze minutes[2]

« Le dimanche 5 du courant (juillet 1896), un jeune homme de dix-sept ans, le nommé Kermorvant, en état d'ivresse, se jetait volontairement à l'eau dans le port d'Auray; il en fut retiré après dix à douze minutes d'immersion, par un marin du port. L'*asphyxie paraissait complète.*

Le sous-patron des douanes, LE MEUT, de la brigade d'Auray, informé de l'accident, accourut en toute hâte. Il fit placer le corps dans la position prescrite, et après avoir réussi à desserrer les dents à l'aide d'une cuiller de fer, il pratiqua les *tractions rythmées de la langue.*

[1] 2e édition, Félix Alcan, éditeur.

[2] Obs. LXXXVI *Des tractions rythmées de la langue*, 2e édition, p. 314.

C'est au bout d'*une demi-heure* seulement que le noyé commença à donner signe de vie en respirant très faiblement ; mais il ne revint complètement à la vie qu'après *une heure et demie de tractions ininterrompues.*

Le Meut a dû opérer sous les yeux d'une centaine de personnes, dont la plupart, ne voyant sans doute dans ces pratiques qu'une inutile profanation de la mort, ne cachaient pas leur réprobation.

Le médecin-major de la garnison, appelé par la mère du noyé, survint au moment où Kermorvant était hors de danger. Il félicita vivement notre agent et tint à lui remettre le certificat ci-joint.

« *Le Directeur,*

« *Signé* : Le Roy. »

« Je soussigné, médecin-major de 2e classe au 116e d'infanterie, appelé, le 5 juillet, à donner mes soins à un noyé, le nommé Kermorvant, certifie avoir trouvé, à mon arrivée, le sieur Le Meut Pierre, sous-patron des douanes à Auray, pratiquant les *tractions rythmées de la langue.*

A mon arrivée, il y avait *plus d'une heure* que Kermorvant avait été retiré de l'eau : pendant tout ce temps le sieur Le Meut a pratiqué les tractions rythmées ; le noyé, d'abord en état de mort apparente, a repris ses sens, mais cessait de respirer dès que les tractions rythmées n'étaient plus exercées.

J'estime que Kermorvant n'a été sauvé que grâce aux soins intelligents qui lui ont été prodigués *pendant plus d'une heure* par le sieur Le Meut.

Fait à Auray, le 7 juillet 1896.

Dr CLUVICE. »

D'après cette relation et ces témoignages, le *premier* retour à la vie s'est effectué après une *demi-heure* de tractions linguales.

Mais, en réalité, ce n'est qu'au bout de *une heure*, que le sauvetage a été assuré.

Dans le fait suivant qui marque une progression nouvelle dans la durée de la manœuvre, le résultat a été obtenu, au bout de *une heure et demie*.

II. — RAPPEL A LA VIE APRÈS UNE HEURE ET DEMIE DE TRACTIONS RYTHMÉES DE LA LANGUE

D'un noyé ayant séjourné de quinze à vingt minutes sous l'eau[1].

« Le 15 du courant (mars 1896), vers quatre heures et demie du soir, le brigadier Rousseau se trouvait au corps de garde avec le préposé Cario,

[1] Obs. LXXIX, p. 296. *Loc. cit.*

lorsqu'il fut prévenu qu'un sieur Blanchard, forgeron à Plourhan, venait d'être surpris sur un rocher par la marée montante.

Sans perdre un seul instant, nos deux agents se portèrent dans un canot au secours de ce malheureux qui, ne sachant pas nager, devait infailliblement se noyer.

Quand ils arrivèrent sur le lieu de l'accident, Blanchard, qui avait été emporté par une vague, venait d'être retiré de l'eau par un sieur Allenou, cultivateur à Kertugal. Celui-ci avait réussi, à l'aide d'une pierre lancée au bout d'une ligne, à le ramener sur le rivage.

Le noyé, qui était resté de *quinze à vingt minutes* sous l'eau, ne donnait plus signe de vie. Le brigadier Rousseau fit aussitôt placer le corps dans la position indiquée par le docteur Laborde, et avec beaucoup de difficultés lui ouvrit la bouche à l'aide d'une clef. Les dents étaient tellement serrées, qu'un morceau de bois, dont on voulut se servir pour les tenir écartées, fut complètement broyé. Notre sous-officier fit alors usage d'une clef plus forte que la première, et parvint, ainsi, à maintenir la bouche suffisamment ouverte pour pouvoir pratiquer les *tractions rythmées de la langue*.

Il continua l'opération *pendant une heure et demie*, et, au bout de ce temps seulement, le noyé commença à respirer.

Une heure plus tard, la respiration était redevenue régulière et M. le Dr Pallier, de Portrieux, arrivé à sept heures et demie, déclara que Blanchard était hors de danger.

J'ai accordé au brigadier Rousseau un témoignage de satisfaction pour son intelligente intervention et la persévérance dont il a fait preuve dans la circonstance. »

Le Directeur des Douanes à Saint-Malo,

Signé : Mochet. »

Voici, enfin, dans cette catégorie de faits, celui qui apporte, avec lui, la démonstration la plus significative.

Nous en reproduisons fidèlement la relation, telle qu'elle a été transmise à M. le directeur général de l'Administration des douanes, qui a bien voulu nous la communiquer à nous-même, dans le rapport de M. le Directeur de la région douanière où il s'est passé (Marseille) :

III. — RAPPEL A LA VIE APRÈS *TROIS* HEURES DE TRACTIONS RYTHMÉES DE LA LANGUE

D'un noyé ayant séjourné dix minutes sous l'eau[1].

Marseille, le 17 juin 1896.

Monsieur le Directeur général,

« J'ai l'honneur de porter à votre connaissance que le brigadier AGNEL (Alexandre), de l'Huveaune, a, le 7 juin courant, sauvé d'une mort certaine le nommé Ricard (Marius), patron pêcheur, et le jeune Igardens (Louis), mousse au service de celui-ci. J'expose ci-après les circonstances dans lesquelles il a accompli cet acte de courage :

« Le 7 juin, vers neuf heures trois quarts du matin, le brigadier Agnel (Alexandre), de l'Huveaune, était en service sur le point de la côte dit l'anse du « Prophète », lorsqu'il entendit les cris de détresse du mousse Igardens, âgé de seize ans, qui, se baignant à une distance de 30 mètres environ du bord de la mer, disparaissait sous l'eau, où il avait commis l'imprudence d'entrer peu après avoir absorbé des aliments.

[1] Obs. LXXXIII. *Loc. cit.*, p. 366.

« Le sieur Ricard, patron de Igardens, et qui se trouvait le plus à portée du lieu de l'accident, s'était élancé à son secours, mais, défaillant lui-même, il courait grand risque de couler à son tour, lorsque le brigadier Agnel se jeta à l'eau sans prendre le temps d'ôter sa tunique, parvint à atteindre le sieur Ricard et le maintint sur l'eau, jusqu'à ce qu'il eût pu le remettre à une autre personne qui, survenue à la nage, aida le sauveté à regagner le rivage.

« Ainsi rassuré sur le sort de celui-ci, le brigadier plongea pour rechercher la première victime et, après plusieurs tentatives, il fut assez heureux pour ramener à terre, *absolument inerte*, le jeune homme qui avait séjourné environ *dix* minutes sous l'eau.

« Tout espoir de le ranimer paraissait même perdu, mais, utilisant alors les indications contenues dans la circulaire n° 2463, du 2 novembre 1894, notre agent se mit en devoir d'appliquer au noyé le procédé des *tractions rythmées de la langue*, recommandées par le docteur Laborde.

« Il ne se laissa pas décourager par l'inutilité apparente de ses efforts, ET IL PROLONGEA L'OPÉRATION PENDANT *trois heures*.

« Sa persévérance fut couronnée par le succès, car, au bout de ce temps, et l'on dirait presque contre toute espérance, la respiration se rétablit chez le jeune Igardens. Celui-ci était déjà hors de danger lorsqu'arriva un médecin, à la recherche duquel l'on s'était mis aussitôt, mais qu'on n'avait pu immédiatement trouver.

« J'ai porté cet événement à la connaissance de M. le Commissaire de l'Inscription maritime à ma résidence, en lui remettant le procès-verbal et le certificat médical à la rédaction desquels les faits ont donné lieu, et dont j'annexe des copies à la présente. J'ai demandé qu'une récompense honorifique fût accordée au brigadier Agnel qui, au surplus, compte à son actif de nombreux actes de dévouement lui ayant valu, en leur temps, des éloges de la part de ses chefs.

« Cet agent a employé, fort à propos, et avec une louable persistance, le procédé du docteur Laborde, que, grâce à la prévoyance de l'Administration, il s'est trouvé à même de mettre en pratique de la façon la plus efficace. Aussi, je vous serai reconnaissant, Monsieur le Directeur général, de vouloir bien m'autoriser à le féliciter en votre nom, tant pour le courage dont il a fait preuve dans le sauvetage lui-même, que pour l'intelligence qu'il a apportée à parachever son acte d'humanité.

Je vous prie, etc.,

Le Directeur,

Signé : VAUTIER. »

Suivent, dans le rapport officiel, les deux certificats de témoignage : l'un des sieurs Buisson, Félix, tailleur, à l'Anse du Prophète, et Arnoldi,

Jean-Baptiste, rentier au vallon de l'Oriol ; l'autre du médecin qui avait été mandé, M. le docteur G. Naud.

Nous croyons devoir reproduire le certificat de notre honoré confrère :

« Je soussigné, docteur Naud, demeurant 32, chemin de la Corniche, certifie que le nommé Agnel, Alexandre, âgé de quarante-cinq ans, brigadier des douanes au poste de l'Huveaune, a retiré de la mer et a donné les premiers secours au nommé Igardens, Louis, âgé de quinze ans et demi, matelot employé chez M. Ricard Marius, patron pêcheur, demeurant au Vallon-du-Prophète, qui, le 7 du courant, vers dix heures du matin, en prenant un bain de mer, fut pris d'une congestien cérébrale provoquée par la digestion non achevée, qui détermina un commencement d'asphyxie.

Le brigadier Agnel, grâce aux soins intelligents et aux prompts secours qu'il donna à ce noyé, en employant la méthode Laborde, a conjuré l'asphyxie et a ainsi sauvé la vie à ce garçon.

En foi de quoi je lui ai délivré le présent certificat.

Marseille, le 9 juin 1895.

Signé : Dr NAUD. »

Lors de la publication de ce fait dans la 2e édition de notre livre *Le Traitement physiologique de la mort apparente*, etc., p. 306, nous le faisions suivre des réflexions suivantes, que nous croyons devoir reproduire ici :

« *Trois heures* de tractions rythmées de la langue, et un résultat positif : le sauvetage, c'est-à-dire une véritable résurrection au bout !...

Le brigadier Rousseau qui avait opéré durant près de *deux heures* consécutives (il s'agit d'un fait précédent de sauvetage après *deux heures de tractions linguales*), et avec le succès définitif, a, on le voit, fait école, et s'il a été surpassé au point de vue d'une plus longue persistance dans la mise en œuvre du procédé, c'est ce qu'il avait pu obtenir un peu plus tôt, grâce à des conditions probablement plus favorables, l'heureux résultat.

Mais de quel nom qualifier une telle persévérance, une pareille et si indomptable ténacité dans la poursuite du résultat en question ?... Nous n'en connaissons qu'un : celui de *vertu*, appliqué au sentiment profondément humanitaire qui anime ces courageux et dévoués agents, avec la confiance sans bornes, une véritable foi dans la puissance et l'efficacité de la méthode : confiance et foi parfaitement et plus que jamais justifiées, et que nous ne cessons de prêcher et d'entretenir, avec une conviction, et, nous sommes en droit de le répéter, la certitude puisées, à la fois, dans l'observation expérimentale et dans l'observation pratique, définitivement consacrée par le remarquable *spécimen* ci-dessus.

Jamais, en effet, notre précepte : Ne vous lassez pas de continuer les *tractions rythmées de la langue*, durant *une*, *deux*, *trois heures*, ne fut légitimé d'une façon plus éclatante!... Et c'est ainsi que l'on arrive — pour la première fois — à ramener à la vie des *cadavres* de plusieurs heures, voués — sans ce mode d'intervention — à une mort certaine et définitive.

Ces faits significatifs, rapprochés des résultats expérimentaux déjà signalés, et dont nous allons donner incessamment un témoignage nouveau et des plus démonstratifs, établissent, d'une façon nette et incontestable, la véritable limite, limite extrême, dans l'état de *mort apparente*, d'une survie latente, qui n'avait pas été jusqu'alors soupçonnée, et qui ne pouvait l'être, avant ces recherches, et avant l'application du *procédé* de ranimation, dont elles ont inspiré la découverte.

Cette notion nouvelle et exacte, va servir de base à la détermination — qui est notre objectif essentiel — du *signe certain automatique de la mort réelle*.

V

PROCÉDÉ MÉCANIQUE AUTOMATIQUE DES TRACTIONS LINGUALES

APPAREIL APPROPRIÉ A LA RÉALISATION AUTOMATIQUE DU SIGNE CERTAIN DE LA MORT RÉELLE

Et capable d'opérer, en même temps et solidairement, dans le cas d'action *Positive*, la ranimation vitale.

La démonstration, tant dans la réalisation pratique que sur le terrain expérimental, est donc typique et indiscutable, elle résulte des faits eux-mêmes : dans l'état confirmé de mort objective, dite apparente, la vie peut être rappelée et ranimée par les *tractions rythmées de la langue* pratiquées — pour prendre la limite la plus éloignée dans les exemples qui précèdent — durant *trois* heures ; par conséquent *trois heures* après la cadavérisation extérieure.

Mais ce résultat implique, en sa réalité même, une nécessité qui constitue, dans l'application du procédé, une difficulté matérielle, à laquelle il était, comme on va le voir, d'une haute importance de remédier.

Opérer, durant *trois* longues heures, qui dans les circonstances dont il s'agit, en présence d'un cadavre immobile et silencieux, sont des siècles, n'est pas chose impossible, puisqu'elle a été réalisée, comme on vient de s'en convaincre.

Mais il y faut le courage, la patience, la ténacité et la foi indomptables et, pour répéter le véritable terme que justifie l'exercice exceptionnel de ces qualités, la vertu incomparable de ceux qui, seuls, ont obtenu, jusqu'à présent, de tels résultats : les agents préposés des douanes.

D'un autre côté, si la pratique *manuelle* du procédé, la plus simple et la plus naturelle, après tout, en ses applications *vulgarisées*, est, encore un coup, possible, même dans ses plus longues exigences de temps et de patience, pour la réalisation des sauvetages courants, une autre considération, et pour ainsi dire, l'autre face de la question qui nous occupe, celle de l'application de la méthode à la recherche d'un signe certain, *automatique* de la mort réelle, appelaient et nécessitaient une modification adaptable à cette solution.

C'est ce qui nous inspira la pensée de substituer à la main humaine un *appareil à traction automatique*.

L'idée, parfaitement et d'avance justifiée, et

en apparence des plus simples, a présenté, dans l'exécution capable de répondre aux véritables *desiderata*, des difficultés telles que ce n'est qu'après trois années de tâtonnements, de péripéties, et d'essais que nous sommes parvenus, enfin, à un résultat satisfaisant, se prêtant à l'application visée.

Il serait oiseux, et sans utilité réelle — malgré l'intérêt qu'il pourrait offrir, au point de vue technique — de faire ici, par le menu, l'historique de ces difficultés et de ces pérépéties, occasionnées principalement par le *postulatum* suivant :

Concilier, dans son mécanisme approprié, *la force et la longueur de la traction linguale, avec la vitesse et la durée, tout en lui donnant le caractère rythmique.*

Ce que nous tenons à dire, sans entrer dans les détails, et que nous considérons comme un devoir d'équité de faire connaître, c'est que le principe de ce mécanisme a été trouvé et réalisé, d'emblée pour ainsi dire, par un homme qui n'est ni un mécanicien, ni un constructeur de profession ; mais un simple amateur qui s'est, de lui-même, familiarisé avec les principes fondamentaux de l'horlogerie, et qui possède, à n'en pas douter, d'après les révélations fournies par son intervention en cette occurrence, des aptitudes que, sans crainte d'exagération, et au risque d'effaroucher sa modestie, nous n'hésitons pas à qualifier de géniales.

Son nom, qu'il est de prime justice d'insérer ici est : Auguste MOUCHEL, secrétaire de la mairie de Valognes (Manche).

Assistant sur une plage maritime voisine, où nous allons d'habitude, passer nos vacances, à nos expériences sur le rappel à la vie par les *tractions rythmées de la langue*, dans les diverses conditions d'asphyxie, par submersion ou par chloroformisation; et ayant reçu nos confidences relativement au *desideratum* d'un appareil mécanique capable de réaliser, automatiquement, les tractions en question, il construisait, en l'espace de quelques jours, de toutes pièces, et de ses propres mains, dans son petit atelier d'amateur, avec un cylindre de lampe Carcel, comme pivot et base de son mécanisme, un petit *Tracteur* à système d'horlogerie, réalisant, à la fois, la force de traction nécessaire (environ 400 grammes) la longueur (de 4 à 5 centimètres), la vitesse (18 à 20 tractions à la minute), avec l'intermittence rythmique désirable.

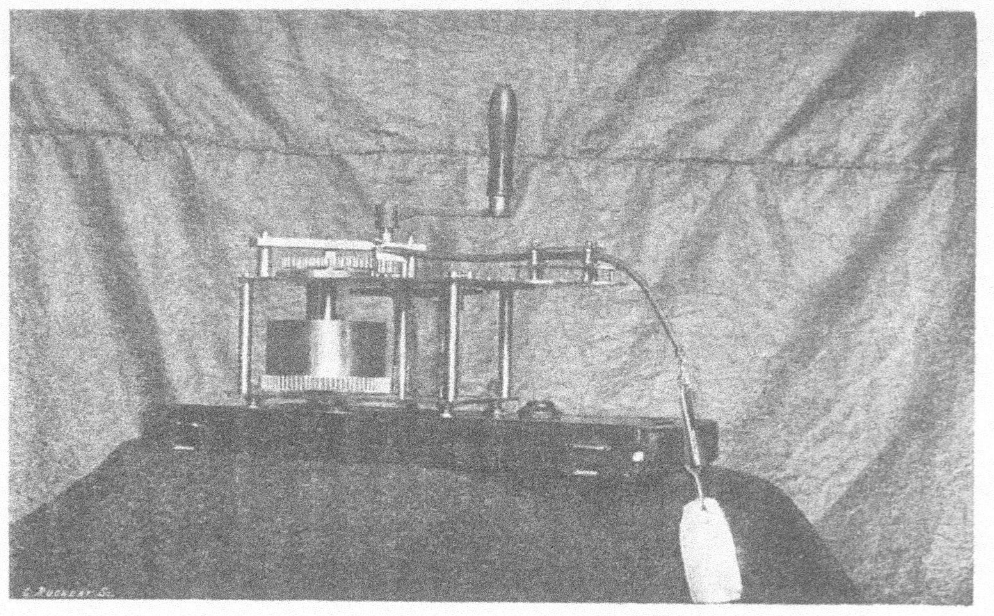

Fig. V. — Tracteur lingual primitif à mouvement automatique d'horlogerie. (Système Auguste Mouchel.)

Seule, la *durée* du fonctionnement laissait à désirer, ne dépassant pas la limite *maxima* de 5 à 6 minutes ; et nécessitant, par conséquent, un remontage fréquent.

Nous donnons ci-dessus de cet appareil, le premier en date, un dessin qui le montre dans ses éléments essentiels, sans qu'il soit besoin d'une description technique détaillée.

Tel quel, et avec l'adjonction d'une de nos pinces à traction linguale [1], cet appareil a pu servir à nos premières expériences de *durée* d'application, pour la recherche de la limite extrême de survie fonctionnelle latente, dans la mort apparente, tant sur les petits animaux (cobayes), que sur le chien, même du poids moyen de 12 à 15 kilogrammes ; expériences dans lesquelles il nous a été possible, moyennant le remontage patiemment réitéré de l'instrument, toutes les 5 ou 6 minutes, de prolonger l'essai jusqu'à la durée maxima de 2 à 3 heures, et d'obtenir, ainsi, le rappel, la véritable résurrection, comme nous l'appelons, du réflexe respiratoire, et de la vie, dans l'état confirmé de mort apparente par chloroformisation extrême.

Dans une de ces expériences typiques, que le

[1] Voir plus haut, p. 12.

moment est venu de relater nous avons réalisé, à deux reprises successives et immédiates, cette résurrection dans les mêmes conditions d'asphyxie confirmée et de mort apparente, sur le même animal : un chien, que nous avons ensuite conservé, au laboratoire, sous la dénomination justifiée de « Lazare ».

EXPÉRIENCE

ASPHYXIE ET MORT APPARENTE CHEZ LE CHIEN

A LA SUITE DE LA CHLOROFORMISATION A OUTRANCE

Double résurrection
à l'aide du tracteur automatique primitif

Après *un quart* d'heure la première fois ;
après *deux heures trois quarts* la seconde fois.

Un chien vigoureux, race demi bull du poids de 16 kilogrammes, est soumis à l'inhalation de chloroforme, avec le masque approprié, jusqu'à l'*arrêt complet* de la respiration.

Tout a été préalablement disposé sur la table d'expérience pour que le petit *tracteur automatique* armé d'une pince à forcipressure puisse être mis en communication avec la langue.

Aussitôt que les mouvements respiratoires paraissent cesser, que le réflexe oculo-palpébral a disparu, et que l'animal entre dans l'état de *mort apparente*, la langue est saisie, et le *tracteur* est mis en mouvement.

La traction *automatique* est bien opérée; et, après deux remontages de l'appareil, c'est-à-dire au bout de la douzième minute environ, on aperçoit une *résistance sensible de la langue à la traction*; signe habituel du retour à la vie.

Et, en effet, deux ou trois minutes après, le retour se manifeste par des réactions généralisées caractéristiques, et la réapparition des mouvements respiratoires qui s'accentuent progressivement, et se rétablissent d'une façon définitive.

L'animal revient complètement à la vie, et détaché des liens qui le maintiennent, et placé à terre, il récupère rapidement ses allures normales, après un peu de torpeur chloroformique consécutive habituelle.

Le lendemain, notre chien *ressuscité* est vif, alerte, sans trace apparente de l'expérience qu'il a subie la veille, ayant bien mangé sa ration alimentaire.

Dans le but de donner à l'expérience toute sa portée, et pour ainsi dire, sa signification *maxima*, nous la répétons dans les conditions suivantes :

Tout étant disposé comme précédemment pour l'application, au moment opportun, du *tracteur automatique*, l'animal est soumis à l'inhalation chloroformique continue, jusqu'à la *cessation la plus complète possible de la fonction respiratoire; abolition du réflexe oculo-palpébral; défécation et urination ultimes, signes de gravité extrême, caractéristiques de l'asphyxie confirmée.* (Voir à la fin du volume l'APPENDICE.)

La langue est mise en communication avec le *tracteur*, le plus rapidement possible; mais, par malheur, et à cause sans doute, de cette précipitation qui enlève de sa sûreté à la manœuvre, la langue s'échappe, par deux fois successives, des mors de la pince : il en résulte une perte de temps qui, rapprochée de la gravité extrême du cas, ne nous laisse qu'un bien faible espoir de réussite.

Enfin, après cinq ou six minutes de ce retard intempestif, l'appareil marche à souhait.

Notre garçon de laboratoire que nous nous plaisons à nommer ici, parce qu'il a acquis dans la manœuvre de *traction linguale* une expérience qui a engendré chez lui, une foi puissante justifiée par les résultats, notre garçon Léon Jandon, se tient près de l'appareil en permanence, attentif, et prêt à opérer le remontage toutes les cinq ou six minutes.

Demi-heure, une heure, une heure et demie se passent, sans que rien, le moindre signe extérieur se manifeste sur le cadavre apparent, qui permette de croire à une revivescence, à un retour fonctionnel quelconque. J'ai, pour mon compte personnel, perdu tout espoir, et j'engage mon précieux collaborateur à se résigner et à cesser une épreuve qui, étant données ces conditions défavorables, me semble frappée d'un irrémédiable échec.

Mais, lui ne se rend pas encore, et il appuie cette persistance invincible d'une confiance imperturbable sur l'observation d'un signe qui, en effet, ne trompe guère : un certain état de *rougeur* de la langue qui va s'accentuant progressivement, et qui passant à un degré voisin de l'état normal, s'accompagne d'une résistance, d'une réaction motrice de l'organe, avant-coureur habituel et certain du rappel et du retour des premiers mouvements respiratoires, bientôt suivis des mouvements généraux, lesquels ne laissent plus de doute sur la revivescence du cadavre.

En effet, vers les *deux heures et demie*, après le début du fonctionnement du moteur automatique, c'est-à-dire après environ cent cinquante minutes et, au moins *vingt-quatre* remontages de l'appareil, Léon pousse un cri de triomphe : la première inspiration (hoquet inspiratoire) vient de s'effectuer ; bientôt suivie d'une seconde, puis d'une troisième, avec rapprochement progressif, et enfin retour rythmique et assuré de la fonction.

La *traction linguale* peut être abandonnée vers *trois* heures après son début: l'animal a ouvert et promené, autour de lui, des yeux étonnés ; il revient peu à peu à la vie et la conscience; car, il sent les caresses et y répond par le mouvement expressif de la queue ; il est remis en liberté, et, après le temps de repos nécessaire à la réparation de ses forces, à la suite des péripéties et de l'épreuve grave, par lesquelles il vient de passer, il reprenait ses allures et la vie normales, et il était respectueusement conservé ainsi que nous l'avons dit sous le nom de « Lazare », au laboratoire, lorsqu'une maladie cutanée généralisée (gale sorcoptique) avec complication d'accidents infectieux, occasionna sa mort, malgré les soins qui lui furent prodigués.

Ce fait expérimental que nous avons tenu à relater dans tous ses détails, est caractéristique et significatif, au point de vue de la *vie latente* et de sa persistance dans le cas d'asphyxie confirmée et de mort apparente, à la suite de la chloroformisation extrême ; et il peut et doit être rapproché des cas de rappel à la vie, de véritables résurrections opérées, au moyen des *tractions linguales* continues, sans désemparer, durant une, deux et *trois* heures, à la suite de submersions plus ou moins longues (de 10, 20, 30 minutes) ; notamment et en particulier de l'observation précitée (p. 45) dans laquelle on assiste, pour ainsi dire, à cette résurrection, au bout de *trois* heures d'une manœuvre persistante, que rien ne décourage, d'un véritable *cadavre* extérieur.

A part ce résultat capital dont la réalisation est due, en somme, et a été inspirée par l'essai expérimental qui précède, celui-ci montre de plus que le résultat en question a pu être obtenu avec le petit *appareil automatique primitif*, qui nous occupe actuellement, malgré son insuffisance relativement à la durée nécessaire de son fonctionnement. Cette durée, en effet, exigible et démontrée par l'expérience elle-même, dans son extension, et sa prolongation *maxima*, doit être au moins de *trois* heures; et c'est, conséquemment, en conformité de cette exigence qu'il y avait lieu de faire subir à l'appareil les modifications appropriées; ce qui paraissait facile, le principe étant trouvé, ainsi que nous venons de le constater.

En s'y appliquant de son mieux, avec sa ténacité et sa patience indomptables, notre ingénieux constructeur put, toujours de ses propres mains, réaliser un appareil qui, tout en remplissant les conditions fondamentales de force, de vitesse, de longueur de traction, fournissait une durée un peu plus longue d'environ quinze minutes.

Cela pouvait suffire, à la rigueur, grâce aux remontages faciles et successifs, nécessités pour atteindre la limite *maxima* de trois heures; attendu que nous y étions parvenu dans l'application précédente (Expérience, p. 58) avec la faible durée de cinq à six minutes.

Mais, pour que la solution du grave et délicat

problème que nous poursuivions, ne fût susceptible d'aucune indécision, du moindre doute, sous peine de perdre sa signification, il fallait arriver, si possible, à une durée de fonctionnement qui permît de dépasser, à volonté, et, au moins du double, la limite ci-dessus.

C'est ce qui a été obtenu, grâce à la construction d'un appareil établi sur les données précédentes, mais offrant les modifications nécessaires, indiquées par son créateur, d'augmentation de volume et du nombre de ses éléments essentiels, sans modifier sensiblement le principe primitif et fondamental de sa constitution. L'adaptation d'un système de supports et d'un dispositif appropriés, nous permettait, en outre, d'en faire l'application à l'homme, notre but suprême[1].

Entre temps, la confidence de nos recherches sur ce sujet, à deux jeunes savants, avec lesquels l'étude d'une autre question, également de haut intérêt, nous avait fait entrer en relation, M. le professeur Dussaud (de Genève), l'inventeur du *microphonographe;* et Georges Jaubert, son

[1] C'est à un ingénieux constructeur, M. Luisard, que nous devons ce premier perfectionnement, ainsi que la construction d'un autre *tracteur lingual*, actionné par un moteur électrique, dont il va être question, et dont l'idée première appartient à MM. Dussaud et Jaubert.

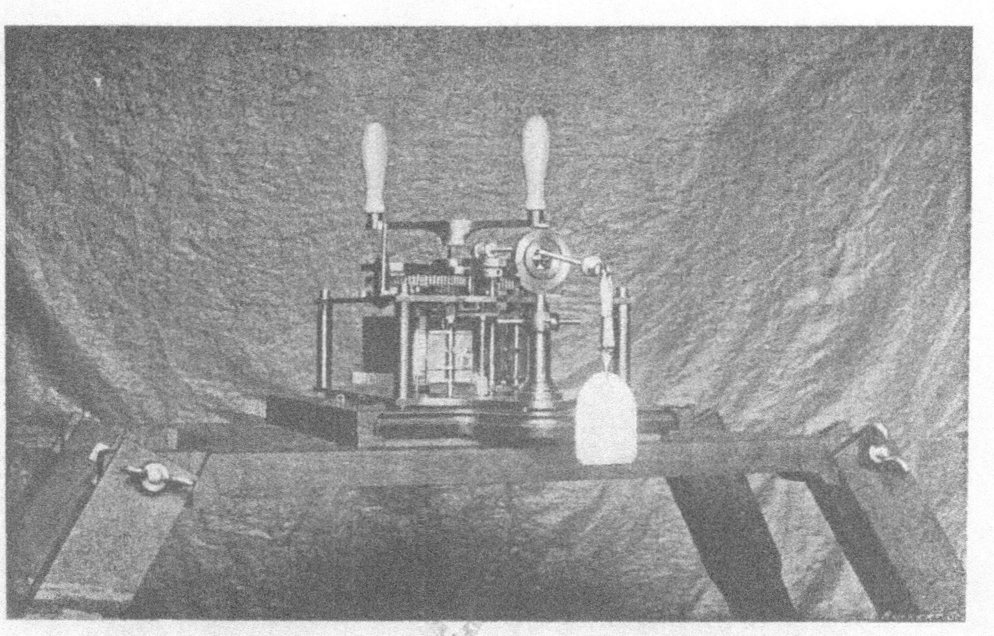

Fig. VI. — Tracteur lingual perfectionné, à mouvement automatique d'horlogerie. (M. Luisard.)

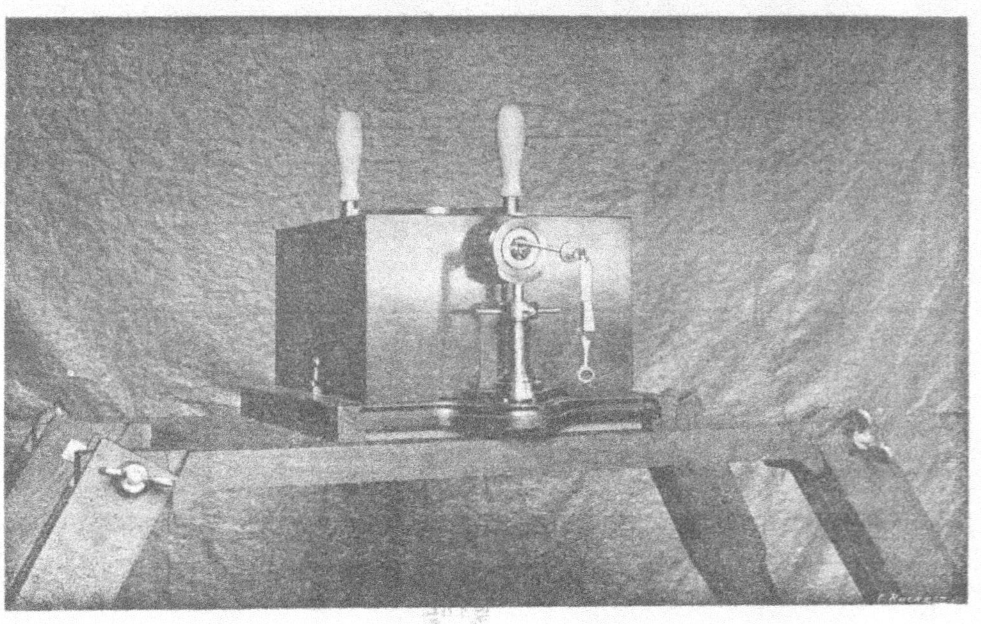

FIG. VII. — Le même dans sa boîte où il peut fonctionner.

collaborateur ; cette confidence, dis-je, leur avait inspiré l'idée de construire, de leur côté, un appareil automatique remplissant les conditions désirables, et appropriées à l'application que nous méditions.

Après une série de tâtonnements et d'essais dans les détails desquels il est inutile d'entrer ici, ces jeunes savants arrivèrent à la construction d'un *tracteur lingual* des plus ingénieux, et apte à fonctionner pendant un temps on peut dire indéfini, grâce à un moteur à source *électrique*.

L'essai expérimental de cet appareil fait sur place, nous donna immédiatement les résultats les plus satisfaisants, et tels qu'ils nous autorisaient à en espérer, en toute confiance, de semblables sur le terrain des applications pratiques.

Le tracteur Dussaud et Jaubert dont nous donnons ci-après le croquis (*fig.* IX), ne présentait qu'un *desideratum*, celui de nécessiter une source motrice, qu'il peut y avoir quelques difficultés — dans la pratique — à réaliser ; bien qu'avec l'extension et la généralisation actuelles de l'emploi de l'électricité, notamment dans l'éclairage, l'on ait la possibilité et la facilité, dans les villes, d'emprunter cette source motrice.

Nous reviendrons, d'ailleurs incessamment,

sur ce point qui n'est, en somme, qu'une question de perfectionnement, que nous avons tout lieu de croire, avec nos ingénieux collaborateurs, facile à accomplir[1].

Quoi qu'il en soit, nous étions, dores et déjà, en possession d'une instrumentation adaptable aux expériences et aux essais, qu'il s'agissait de transporter sur le terrain pratique, c'est-à-dire sur l'homme lui-même, après l'essai sur l'animal, ou essai expérimental.

C'est ce que nous nous sommes mis en devoir de faire de la façon suivante, d'abord sur le vivant, et ensuite sur le *cadavre* confirmé, comme essai purement mécanique, et dans des conditions qui confèrent à l'expérience toute son importance, et tout son intérêt pratiques.

[1] Depuis que ces lignes ont été écrites, nous avons eu la satisfaction de réaliser ces *desiderata* pratiques, grâce à l'intervention d'un autre ingénieux et zélé constructeur, M. Pimbel qui, en faisant subir aux modèles ci-dessus les modifications appropriées, a réussi à leur donner un volume qui les rend facilement transportables, tout en étant capables d'accomplir un temps de *tractions* mieux adapté par sa longueur au but visé et à atteindre.

VI

LE TRACTEUR LINGUAL AUTOMATIQUE EN FONCTION

D'APRÈS DES DESSINS PHOTOGRAPHIQUES SUR NATURE

Pour donner à l'exposé et aux résultats de ces essais la plus grande clarté possible, nous n'avons cru pouvoir mieux faire que d'en reproduire, en l'accompagnant des légendes d'explications qu'elle comporte, la représentation photographique avec le dispositif des appareils, soit au repos, soit en fonction; représentation qui a été réalisée, dans les meilleures conditions possibles, grâce à l'intervention obligeante et compétente de M. Guichard, auquel nous devons aussi l'installation et la direction, dans notre laboratoire, des appareils *radiographiques* complets, que M. Radiguet a bien voulu mettre gracieusement à notre disposition [1].

[1] Nous ne saurions omettre de remercier aussi de son précieux concours, M. Charles Mendel.

La première planche (*fig.* VIII) représente le *Tracteur à système d'horlogerie*, fonctionnant dans sa boîte, sur le cadavre, le bout de la langue enveloppé d'un peu d'ouate étant saisi par la pince à traction adaptée à l'appareil.

Un témoin en surveille le fonctionnement pour opérer, au moment opportun, le remontage du système.

La seconde planche (*fig.* IX) montre le *Tracteur à moteur électrique* en fonction dans les mêmes conditions que le précédent. Le moteur apparaît à la gauche du surveillant dans sa boîte, réduite au volume le moins encombrant possible; il communique au *tracteur lingual à glissière*, le mouvement, à l'aide d'une ingénieuse adaptation du boyau élastique tournant des dentistes.

Grâce à un système de déclanchement approprié, le moteur peut être soumis instantanément à une vitesse facultative, de façon à régler celle du tracteur, toujours avec le mouvement *rythmique* nécessité par la pratique en question, et calqué sur le rythme respiratoire.

Il nous est permis d'ajouter ici, d'après des essais suffisamment répétés, que le fonctionne-

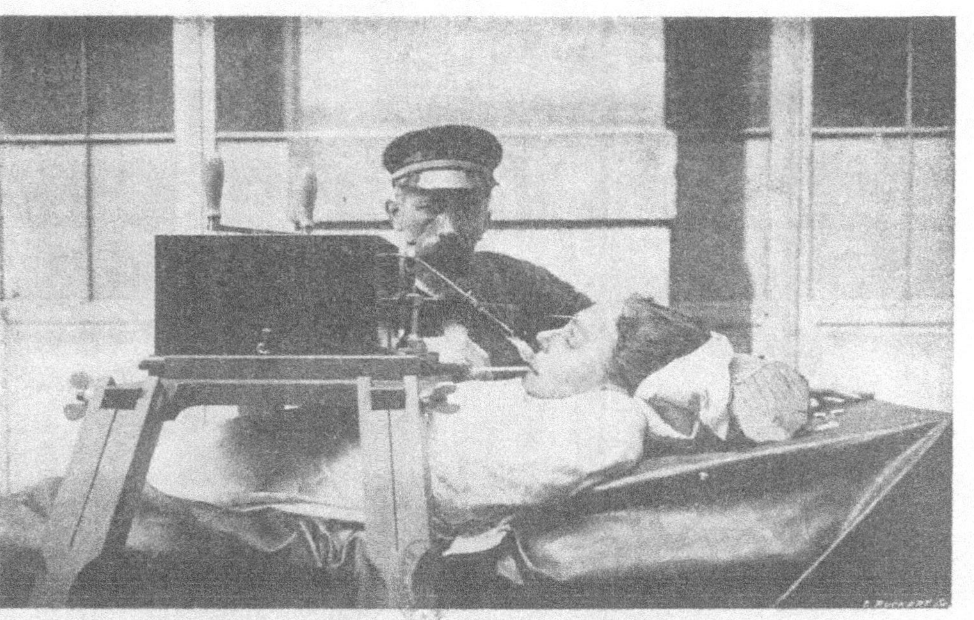

Fig. VIII. — Tracteur lingual à système d'horlogerie en fonction.

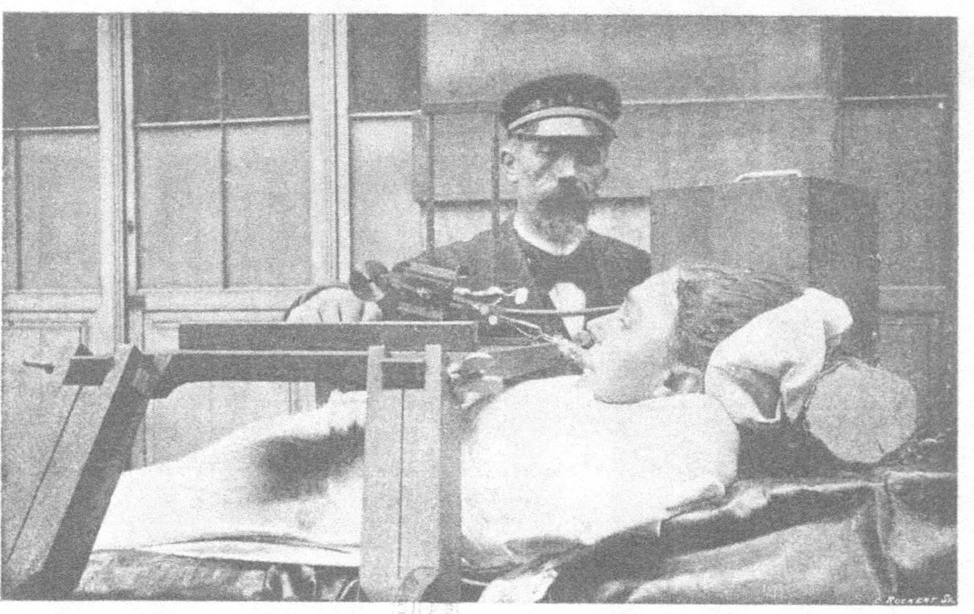

Fig. IX. — Tracteur lingual à moteur électrique en fonction.

ment de ces appareils, répond, en tous points, au but pour lequel ils ont été construits et disposés, et que leur application au cadavre humain n'entraîne pas — ainsi que l'on peut s'en convaincre par la reproduction exacte de la réalité sur les dessins ci-contre — la répugnance à laquelle l'on pourrait s'attendre dès l'abord, et ne fait subir audit cadavre nulle atteinte, ni déformation des traits.

VII

APPLICATION PRATIQUE

DU PROCÉDÉ AUTOMATIQUE DES TRACTIONS LINGUALES A LA CONSTATATION ET A LA CERTITUDE DE LA MORT RÉELLE

Et solidairement au traitement de la mort apparente

Avantages et supériorité de ce procédé sur tous les procédés antérieurs

ESQUISSE RÉTROSPECTIVE

Parvenu à ce moment et à ces résultats de notre recherche et de nos essais, nous pouvons en déduire, y étant, croyons-nous, pleinement autorisé, les conclusions qu'ils comportent, tant en eux-mêmes, que dans leurs applications immédiates ; et donner de ces applications une systématisation qui mène directement à établir le *signe automatique de la mort réelle.*

En effet, s'il est vrai — et cette vérité vient d'être établie sur une démonstration à la fois expérimentale et pratique incontestable — s'il est vrai que l'espace de temps de *trois* heures qui s'écoule après la mort extérieure ou objective, et conséquemment pendant la *mort apparente,* constitue la limite extrême de *survie latente* des propriétés fonctionnelles qui président au rappel effectif par le moyen le plus rationnel et le plus puissant, les *tractions rythmées de la langue*, du fonctionnement respiratoire, et par lui du fonctionnement total de l'organisme; il est évident que lorsque ce rappel n'aura pas été réalisé et obtenu, après l'application bien faite du procédé, durant *trois* heures de survie en question, l'on aura acquis l'assurance que la mort a cessé d'être apparente, qu'elle est devenue *réelle* et définitive : en sorte que l'action *négative* du procédé mécanique des *tractions linguales* est bien un signe certain de la mort réelle; et que, dans les conditions dont il s'agit, ce signe est bien, ainsi que nous l'appelons, un signe *automatique*.

Mais, comme en pareil cas, la certitude doit être aussi complète, aussi absolue que possible, et ne laisser subsister aucun doute, il est facile de réaliser dans la pratique du procédé et de la manœuvre automatique qui le constitue, les conditions les plus favorables à la démonstration et à la certitude en question, en poursuivant cette manœuvre bien au-delà de la limite extrême dont il s'agit, c'est-à-dire au delà de trois heures; et en la continuant, à volonté, *quatre* heures, *cinq* heures, *six* heures et plus; de façon à conférer à la preuve sa signification, pour ainsi dire extrême, et dès lors, à l'abri de toute incertitude.

Il est même possible, rien ne l'empêche, de soumettre le cadavre, durant une nuit entière ou une journée complète (dans les vingt-quatre heures légales avant l'inhumation) aux *tractions linguales automatiques ;* rien ne l'empêche, dis-je, pas même les plus légitimes répugnances sentimentales qui, en pareille occurrence, doivent céder le pas à des nécessités et des considérations d'un ordre supérieur exceptionnel.

Car il convient, il est d'une haute importance de remarquer, à ce propos, que la pratique dont il s'agit n'a pas seulement pour but et pour résultat de fournir le signe certain de la mort réelle, et d'obvier aux terribles et angoissantes préoccupations de l'inhumation vivante, mais qu'elle est, en même temps, et solidairement en quelque sorte, capable de ranimer la respiration et la vie, dans les cas, qui ne sont pas malheureusement rares, où cette ranimation, cette revivescence, provoquées sont possibles — selon la cause de la mort — et grâce à la puissance et à l'efficacité, hors de pair, du procédé mis en œuvre.

C'est là une des propriétés, un avantage personnels et exceptionnels du procédé, que ne possèdent aucun de ceux qui, jusqu'à présent, ont été proposés dans le but de déterminer la réalité de la mort, et de prévenir les inhumations dites prématurées.

Depuis le jour, en effet, où la préoccupation obsédante de l'horrible possibilité de l'inhumation prématurée, de la possibilité, comme on dit vulgairement « d'être enterré vivant », s'est emparée des esprits, et qu'elle a suggéré les recherches, les inventions, les tentatives de toute sorte, capables, ou considérées comme telles, de prévenir cette éventualité, justement épouvantable, il n'est pas un seul, nous pouvons et nous osons l'affirmer, de ces innombrables moyens, pas *un seul*, dis-je, qui vise, et surtout qui soit de nature à réaliser la résurrection fonctionnelle du cadavre apparent, dont on se préoccupe uniquement, exclusivement, de démontrer et d'affirmer la *mort réelle*.

L'on ne saurait attendre de nous, ce serait là un travail, pour le moins oiseux et inutile, que nous reprenions ici l'histoire détaillée, ni même la simple énumération de tous les procédés imaginés et proposés, comme réalisant le signe certain de la mort réelle, en dehors de la putréfaction cadavérique.

Nous nous contenterons de rappeler pour mémoire, et afin de permettre un rapprochement et une comparaison fructueuse, ceux de ces procédés qui ont pour base, véritablement scientifique, une ou plusieurs données, tirées du fonctionnement même de l'organisme, les seuls qui soient, en réalité, de nature à suggérer et à fournir les éléments du problème, et sa solution rationnelle.

La considération des phénomènes *physico-chimiques* de la vie, dans ce qu'ils ont de plus tangible et de plus saisissable, est surtout capable de fournir le *criterium* de la certitude, dont il s'agit; et parmi ces phénomènes, la *température* du corps, la chaleur animale ou de l'organisme constitue, en ses modifications, une des données les plus naturelles, partant les plus rationnelles d'un signe certain de l'extinction vitale; et l'on a pu, en s'adressant à cette source et, en réglant, pour ainsi dire, sur une mesure exacte, la constatation objective de la température du corps, au moment où elle atteint son *minimum* incompatible avec la conservation de la vie, l'on a pu, dis-je, établir un *signe thermométrique* de la mort réelle.

Nous croyons avoir été des premiers, qu'il nous soit permis de le rappeler, à systématiser ce moyen, véritablement physiologique, dans le but de l'adapter à la recherche, et à la réalisation, même vulgarisée, à la portée de tous, d'un signe de la mort réelle ; et il n'est pas inutile, ni sans intérêt, croyons-nous, de remonter, en quelques mots, aux circonstances qui ont présidé à cette systématisation, et qui furent l'origine et le point de départ de nos préoccupations sur ce sujet, et de nos recherches, que nous n'avons, depuis lors, cessé de poursuivre.

C'était à l'époque déjà lointaine de notre internat à Bicêtre (1858-1859), c'est-à-dire il y a, environ, quarante années : Un cas de *mort apparente* survenue dans des circonstances qui méritent, à plusieurs égards, d'être rappelées, fut, par nous, l'occasion d'observations et de recherches, qui nous conduisirent aux résultats et à la systématisation en question.

Le 10 août 1859, étant de garde[1], je fus mandé du dehors pour un homme qui, suivant les termes de l'envoyé, « venait d'être trouvé *mort* dans un champ des environs ».

Je fis observer que, puisqu'il s'agissait d'un mort, je n'avais rien à y faire.

Cependant les scrupules d'un devoir à remplir me

[1] Ce fait a déjà été relaté dans la thèse d'agrégation de M. le professeur Parrot, mais très sommairement, et à un seul point de vue : celui de l'*absence des bruits cardiaques*.

déterminèrent à me rendre à l'appel qui m'était fait.

Je fus introduit dans la boutique d'un épicier, où se trouvaient groupées une douzaine de personnes, dont plusieurs s'efforçaient de *maintenir* sur une chaise le corps d'un individu, qui glissait et retombait obstinément par son propre poids, et avait toutes les apparences d'un *cadavre :*

Pâleur de la face, lividité des lèvres, demi-fermeture des yeux avec passivité des paupières, flétrissure commençante, ou tout au moins sécheresse de la cornée, bouche entr'ouverte et chute du maxillaire inférieur, réfrigération de la peau, surtout aux extrémités, lividité des ongles, etc., tout, à l'extérieur et objectivement, annonçait la mort.

Le pouls était complètement absent, ou du moins imperceptible dans toute l'étendue accessible des artères radiales, brachiales, *carotides* et *fémorales*.

La main, fortement appliquée à plat sur la région précardiale, ne percevait pas le moindre mouvement, et, à l'auscultation, il nous était impossible de saisir le moindre bruit *défini*, pas plus dans la région cardiaque, que dans toute l'étendue de la surface thoracique.

L'oreille, longtemps appliquée sur la paroi thoracique antérieure gauche, percevait seulement une espèce de murmure confus et profond, n'ayant d'ailleurs aucun des caractères d'un bruit *cardiaque*, même anormal. Ce murmure ne se produisait plus, ou du moins n'était plus perçu, lorsque nous faisions intervenir le stéthoscope.

Convaincu que la mort était bien accomplie chez cet homme, sur lequel nous n'avions, du reste, aucune espèce de renseignement[1], je donnai le conseil de faire procéder aux constatations légales par M. le commissaire de police, et j'allais me retirer, lorsqu'il me vint à l'idée d'essayer une saignée.

Je la pratiquai au lieu d'élection au bras droit; la piqûre étant largement faite, je vis apparaître quelques gouttes de sang très noir, poisseux et *chaud;* des frictions répétées sur le trajet des veines de l'avant-bras amenèrent la sortie de quelques gouttes encore.

Quelle que fût, à mes yeux, la signification de ce fait de très minime importance en réalité, j'y puisai je ne sais quel pressentiment qui me détermina à faire transporter le corps dans le service de l'infirmerie, celui de mon regretté maître le docteur Léger.

Ce qui suit prouve combien j'eus à me louer de cette détermination, puisque le malade, je pourrais dire le *cadavre*, a été rappelé à la vie.

Mais quelque intérêt que présentent ces détails de l'observation, je dois, pour ne pas fatiguer l'attention du lecteur, m'attacher et me borner ici aux particularités qui ont exclusivement trait à mon sujet.

[1] Nous avons appris, plus tard, que des libations plus qu'abondantes de boissons alcooliques étaient la cause première de cet accident.

Pour interroger la sensibilité profonde chez le prétendu cadavre, car il put être ranimé, j'avais enfoncé successivement plusieurs *aiguilles d'acier poli* dans les masses musculaires des mollets et de la région supérieure des cuisses; et comme nulle réaction ne répondait à cet appel énergique, je retirais les aiguilles peu après les avoir implantées dans les tissus.

Mais l'une de ces aiguilles ayant été oubliée dans l'une des jambes pendant plus d'une heure, je ne fus pas peu surpris, en la retirant, de voir toute sa surface recouverte d'une tache continue, ayant les apparences de la *rouille*.

Je fus d'autant plus tenté, je le déclare, de chercher à provoquer de nouveau ce phénomène, que j'avais affaire, pour le moment, à des tissus absolument insensibles : une nouvelle aiguille fut implantée dans un point similaire de la jambe droite; vingt minutes après, elle avait subi à sa surface les mêmes modifications que la précédente, mais avec moins d'intensité, à cause, sans doute, de la différence du temps de l'implantation.

Ce même phénomène se produirait-il sur un *vrai* cadavre, sur un cadavre *confirmé*... ?

Telle fut l'idée qui surgit immédiatement dans mon esprit.

L'expérience était facile à réaliser, et sitôt que je pus m'arracher à mon malade, pour ainsi dire ressuscité, je courus à l'amphithéâtre.

Plusieurs aiguilles enfoncées dans les masses

musculaires des jambes d'un cadavre de la veille, et laissées en place vingt minutes, une demi-heure, une heure, furent toujours retirées vierges et nettes de toute tache à leur surface.

Ce fait, devenu le point de départ de nos recherches nous parut tout d'abord, en raison des circonstances où il s'était révélé, de nature à résoudre pratiquement la question de la mort *apparente*, et conséquemment celle de la mort *réelle*.

Les résultats ultérieurs sont venus confirmer cette présomption, et lui donner, dans notre conviction, les caractères d'une vérité scientifique.

L'*oxydation* d'une aiguille dans les conditions dont il s'agit, et les phénomènes *thermiques* et *électriques* qui s'y rattachent intimement, et qui peuvent être aussi appréciables que l'oxydation elle-même, constituent, selon nous, *un signe constant de mort apparente ; l'absence complète d'oxydation* et des phénomènes concomitants est *un signe constant de mort réelle.*

L'*oxydation seule ou la non-oxydation* de l'aiguille constituent un signe, que l'on peut dire *vulgaire* de *la mort apparente et de la mort réelle*.

Telle est la thèse que je développais à la

lumière de l'observation et de l'expérimentation dans le travail déjà cité [1].

Je fus, de la sorte, amené à proposer, pour la constatation de la mort réelle, un procédé des plus simples, facilement vulgarisable, basé sur l'emploi, soit d'*aiguilles d'acier poli* capables, à elles seules, de révéler, par l'*absence d'oxydation*, la cessation complète des phénomènes vitaux, c'est-à-dire la mort accomplie, définitive ; soit d'un thermomètre approprié ; ou de ce même thermomètre armé de l'aiguille, de façon à associer le signe tiré de l'oxydation au signe thermique.

Et afin de conférer à ce dernier — signe thermique — la signification la plus vulgaire possible, à la portée de tous, même des plus ignorants, j'avais imaginé le dispositif instrumental suivant : tracer sur l'échelle thermométrique un trait noir (—), trait de la *mort réelle* au niveau du degré centigrade qui marque et représente, à ce point de vue, la mort définitive, consommée : ce degré, nous l'avons déjà noté, oscille entre 25° et 28° ; et c'est, conséquemment, en face du 25e degré, qu'il faut inscrire le trait noir (–).

J'avais, enfin, proposé pour le petit instru-

[1] Voir pour les détails le mémoire en question : *Moyen pratique de reconnaître avec certitude la mort réelle, fondé sur l'étude expérimentale de certains phénomènes physiques de la vie*, brochure in-8° de 32 pages, et *Gazette hebdomadaire* (G. Masson, éditeur).

ment, ainsi disposé, la dénomination appropriée à son usage de *thermo-nécromètre* (mesure thermique de la mort).

Les dispositifs de l'instrument ont été clairement exposés dans un article *ad hoc*, inséré dans le journal l'*Union médicale* 1870, (t. X, p. 204).

Or, plusieurs années après — et ainsi que nous avons eu déjà l'occasion de le faire remarquer dans une note additionnelle de l'exposé de nos titres scientifiques (1886-87) — l'idée de cette application, suggérée par de longues et patientes recherches expérimentales, le petit instrument, avec sa disposition particulière, et jusqu'à son *nom*, tout fut pris, sans façon, par un confrère qui, sous le pseudonyme de Bertrand (celui de Raton eût mieux convenu) réussit à faire récompenser cette... invention par la donation d'Ourches, à l'Académie de médecine [1].

[1] C'est à l'intervention du professeur Gavarret que fut due cette erreur d'attribution, qu'il eût été d'autant plus facile d'éviter que les membres de la commission académique avaient eu en leur possession, dans le laboratoire du professeur Beclard, tous les documents relatifs à nos recherches et des moyens de les contrôler.

Nous devons à la vérité ajouter que le professeur Gavarret reconnut plus tard cette erreur, et qu'il la regretta sincèrement — bien qu'elle fût de nature irréparable — surtout lorsqu'il fut à même de connaître le véritable nom de... l'inventeur, qui s'était dissimulé sous le pseudonyme de « Bertrand ».

Si j'ai cru devoir rappeler ici, avec un incontestable à propos, ce fait rétrospectif, c'est parce qu'il rentre dans la catégorie historique, riche d'ailleurs, de ceux qu'il n'est point inutile de livrer à la méditation des justiciers académiques... et autres.

Il convient, d'ailleurs, de rappeler que plusieurs auteurs, des plus autorisés, ont également étudié les modifications thermiques de l'organisme, de façon à en déduire le signe rationnel et certain de la mort, dans les diverses conditions, soit intrinsèques, soit extérieures dans lesquelles celle-ci peut s'accomplir : parmi ceux de ces auteurs, qui ont apporté à l'étude de ce sujet une part contributive importante et des plus récentes, nous nous plaisons à citer le Dr Bourneville.

Mais, quelle que soit la valeur des résultats, théoriques ou d'application, tirés de la considération et de l'étude, parfaitement rationnelles, du reste, comme base physiologique, de la fonction thermique ; et en supposant, même, que ces résultats soient de nature à suggérer et à constituer un signe de la mort, d'une suffisante certitude, ils ne sauraient réaliser, en même temps, un moyen solidaire de rappel de la vie, dans les cas, beaucoup plus nombreux qu'on n'a pu le supposer jusqu'à ce jour, où ce rappel, cette résurrection sont possibles, grâce au précédé qui est l'objet de cette étude.

Et, s'il en est ainsi, c'est-à-dire s'il n'est pas

permis d'attribuer au *signe thermique*, la valeur et la signification que tout signe de cette nature devrait, à notre point de vue, posséder, *a fortiori* sommes-nous autorisés à les refuser à tous les autres procédés, qui relèvent, moins encore, de données physiologiques d'application appropriée : telles sont, pour ne citer que les plus récents, et qui ont plus ou moins fixé l'attention, surtout par leur actualité, les recherches du Dr Icard, consignées dans un intéressant volume, récompensé par l'Institut (prix Dugaste), et intitulé : *La mort réelle et la mort apparente ; nouveau procédé de diagnostic et de traitement de la mort apparente*[1].

L'auteur, après un exposé de ces signes connus de la mort, et une critique raisonnée des divers procédés usités pour reconnaître la *mort réelle ;* et après avoir démontré — chose facile — que ces procédés sont, tous, plus ou moins imparfaits, signale la méthode des *tractions rythmées de la langue* comme offrant un grand intérêt, mais comme constituant plutôt un procédé de traitement que de diagnostic.

Ce qui précède, nous voulons dire le présent travail prouve suffisamment que le Dr S. Icard se trompe à cet égard, attendu que ce travail est

[1] Félix Alcan, 1897.

destiné à démontrer, et qu'il démontre effectivement que le procédé, en question, est en même temps et à la fois, le procédé pratique, par excellence, de *diagnostic*, et de traitement de la mort apparente ; et il nous sera permis de faire remarquer qu'avant d'avoir systématisé, ainsi que nous le faisons aujourd'hui, le procédé de façon à en faire un *signe automatique* de la mort, c'est-à-dire le signe le plus vulgaire et le plus certain, nous l'avons indiqué, par avance à ce point de vue, dans la première édition de notre petit traité, en ces propres termes :

« Le problème et sa solution comportent, d'ailleurs, un double aspect :

« Celui du traitement de la mort dont nous nous occupons uniquement dans ce travail ;

« Et solidairement celui de la *certitude* de la mort, résultant de l'action *négative* du procédé dont il s'agit. Cette seconde question qui, est à l'éude, est réservée pour une publication ultérieure. »

Cette publication, ainsi annoncée, est précisément celle-ci.

Pour ce qui est de la valeur réelle de la méthode des *tractions rythmées de la langue* comme méthode de traitement, le même auteur ne semble pas disposé à lui accorder toute la valeur qu'elle possède, en réalité : et nous ne voulons de meilleure preuve, en dehors des faits de démonstration évidente et courante, de cette disposition tout au moins peu équitable, que l'appréciation suivante d'un compte rendu des plus favorables au travail de M. le Dr Icard, et lui rendant pleine justice, appréciation que nous trouvons dans le *Progrès médical*, sous la signature des initiales J. N. (p. 249).

« Après quelques considérations sur les vices de notre législation, qui ne permet pas d'éviter suffisamment les inhumations précipitées, et après avoir montré la nécessité de la création de médecins vérificateurs de décès, M. S. Icard aborde le traitement de la mort apparente. Tous les procédés en usage sont exposés :

« Nous trouvons, cependant, trop restreinte la part donnée au procédé de Laborde par les *tractions rythmées de la langue*. Nous sommes expérimentalement convaincu que cette méthode réussit où tout a échoué, et nous la considérons comme le meilleur procédé actuel. »

Quoi qu'il en soit, M. le Dr Icard tire, des nombreuses expériences auxquelles il s'est livré, les conclusions suivantes :

« Le vrai signe de mort est dans l'arrêt prolongé de la circulation, et non dans l'arrêt du cœur » ; et, comme absorption est synonyme de circulation, il propose d'injecter dans le tissu sous-cutané ou dans les veines des solutions colorantes faciles à déceler dans les téguments, les milieux de l'œil, l'urine ou le sang. Les substances essayées par l'auteur sont la fluorescéïne, les iodures, les ferrocyanures, les sels de lithine, les substances volatiles, etc. Il donne la préférence à la *fluorescéïne*, qui peut produire la coloration à doses suffisamment faibles, pour être absolument inoffensives.

Nous n'insisterons pas sur les graves objections, d'ordre physiologique, que soulèvent les affirmations ci-dessus, notamment celle qui distrait et sépare l'*arrêt du cœur* de l'*arrêt de la circulation*, comme si les deux phénomènes n'étaient pas étroitement, indissolublement liés, solidaires, et partant inséparables.

Nous nous bornerons à une simple, mais décisive remarque, visant la solution essentielle du problème : c'est que l'*incertitude* qui s'attache primordialement, dans les conditions dont il s'agit, à l'intervention *de liqueurs colorantes*, quelles qu'elles soient, s'oppose, d'elle-même, et en principe, à l'établissement de la *certitude* cherchée ; sans compter la difficulté, pour ne pas dire l'impossibilité de mettre le procédé aux mains et à la portée du premier venu ; ce qui enlève au signe présumé le caractère de vulgarisation, qui est un des *postulata* du problème.

Enfin et de plus, en supposant qu'il réalisât une certitude suffisante, ce procédé, comme tous ses aînés, ou ceux qui l'ont suivi, ne contient pas et n'apporte pas, avec lui, un moyen de rappel à la vie, ou de résurrection du cadavre apparent.

Les aînés, il serait, nous le répétons, oiseux et sans intérêt, pour le but que nous nous proposons, qui n'est pas un but historique rétrospectif, de les passer en revue : et quant aux nouveaux, à part ceux basés sur l'épreuve *thermique*, que nous avons plus haut et suffisamment appréciés, il y en a un, à propos et autour duquel il s'est fait, récemment, quelque bruit, grâce, d'une part, à sa provenance et au nom officiel qui le patrone ; et, d'autre part, à son origine émanant plutôt des préoccupations et des sentiments humanitaires les plus respectables, que d'une compétence autorisée : nous voulons parler du système d'inhumation, ou appareil de M. le comte Karnice Kanicki, chambellan de l'empereur de Russie.

Ce système est basé sur l'idée que le cadavre mis en bière (un cercueil particulièrement adapté à cette réalisation) peut, à un moment donné — s'il était en état de mort apparente — exercer, grâce au retour des mouvements respiratoires et du soulèvement antérieur du thorax qu'ils provoquent — exercer, dis-je, une pression suffisante sur une boule appropriée et placée à proximité de ladite paroi thoracique, pour mettre en jeu une sonnette et un signal extérieurs. L'inventeur, dans ce qu'il nous sera permis d'appeler sa généreuse illusion, a poussé la précaution jusqu'à placer une lanterne à l'extrémité du signal, pour permettre au mort, spontanément ressuscité, d'apercevoir, au milieu de l'obscurité, une lumière, dès que ses yeux se rouvriraient.

Notre savant collègue de l'Académie, M. le Dr Vallin a fait, récemment, une critique autorisée de ce système, tant au point de vue théorique que pratique, dans un rapport présenté à la savante assemblée, et auquel il est facile de se reporter.

Nous n'y ajouterons, quant à nous, qu'une simple remarque, mais qui nous paraît suffisante pour juger l'idée et son application : c'est que même en admettant, que l'effet visé et attendu soit produit par un véritable *mouvement fonctionnel* et non par toute autre cause, d'ordre cadavérique — et ces causes sont multiples — l'ensevelissement, tel qu'il est pratiqué, d'un cadavre même en état de mort apparente, et l'inhumation qui suit cet ensevelissement, ne permettent guère la possibilité d'une revivescence, en de semblables conditions faites, au contraire, pour hâter et rendre définitive la mort.

C'est *préventivement*, avant la réalisation des mesures funéraires de la mise en bière et de l'enterrement, qu'il convient, et qu'il est véritablement opportun d'appliquer les moyens que l'on suppose, à tort ou à raison, capables de fournir le signe certain de la mort réelle. Car, nous ne saurions trop le répéter, ce n'est pas seulement de la recherche et de la détermination de ce signe qu'il importe de se préoccuper ; mais aussi, et solidairement, de la mise en pratique, la plus rapide possible et la mieux appropriée, des manœuvres capables de rappeler à la vie le cadavre supposé *apparent*.

Bien plus, nous estimons que, pour ne pas perdre un temps précieux, en vue de la possibilité de cette résurrection qui doit primer alors tout autre préoccupation, il faut toujours commencer par cette mise en pratique, quelqu'en soit le résultat, qui ne peut être présumé. Aussi, le procédé de choix, en cette circonstance, est celui qui possède et réunit en lui la double condition dont il s'agit : réaliser le signe *certain* de la mort *réelle*, et, en même temps, simultanément, constituer un moyen efficace de rappel à la vie, la *résurrection*.

Or, jusqu'à présent, le seul procédé qui réponde à cette double indication, de la façon la plus formelle, en même temps que la plus simple, et la plus facile à mettre en pratique, puisqu'il s'agit d'une manœuvre *automatique*, c'est le procédé des *tractions rythmées de la langue*.

Nous venons d'en faire, à ce point de vue particulier, la démonstration complète, et telle que le moindre doute ne nous semble pas pouvoir subsister à cet égard; et il ne nous reste, maintenant, qu'à résumer dans des conclusions fermes, les notions que nous venons d'établir, afin d'en systématiser et d'en vulgariser la pratique.

VIII

CONCLUSIONS THÉORIQUES ET PRATIQUES

La mort *extérieure*, *objective* de l'organisme, constituée par la suspension des manifestations fonctionnelles extérieures, notamment de la fonction cardio-respiratoire, la plus essentielle à la vie, n'est pas la mort achevée, définitive :

Tandis que l'organisme a cessé de vivre au *dehors*, il vit encore en *dedans*, c'est-à-dire que la vie continue, d'une façon latente, par la persistance des propriétés fonctionnelles inhérentes aux éléments et aux tissus organiques ; persistance qui peut être utilisée pour la ranimation de la vie totale :

La limite maxima de cette persistance, en fonction de temps, est, en moyenne, de *trois* heures après la *mort extérieure* ;

D'où il résulte que la *mort apparente*, physiologiquement conçue et définie, réside dans cette durée fonctionnelle latente des propriétés des tissus et des éléments organiques ; et que sa durée est, en moyenne de *trois heures*, pendant lesquelles peut être réalisé le rappel à la vie du cadavre *apparent*, par un moyen approprié et suffisamment puissant ;

Ce moyen le mieux approprié et le plus puissant de tous — ainsi que la démonstration en est faite, dores et déjà, tant par les faits expérimentaux que par les faits pratiques — est le procédé des *tractions rythmées de la langue ;* procédé d'ordre essentiellement physiologique, basé sur la détermination et l'étude d'un phénomène biologique fondamental : le *réflexe cardio-respiratoire*, lequel constitue la fonction primordiale de la vie : la fonction respiratoire ;

L'application systématisée de ce procédé ne réalise pas seulement le moyen le plus puissant et le plus efficace de ranimation de la fonction cardio-respiratoire, et par suite de la vie, dans toutes les conditions d'*asphyxie* et de mort *apparente ;* il constitue, de plus, par son *action négative*, c'est-à-dire par son emploi infructueux pendant la période moyenne de *trois heures* après la mort objective, et au-delà, un *signe certain* de la *mort réelle*.

Le procédé des *tractions rythmées de la langue*, transformé en procédé *mécanique automatique*, grâce à un appareil approprié, fournit le signe *automatique* certain de la *mort réelle;* signe accessible à tous, et conséquemment, réalisé dans les meilleures conditions de vulgarisation ; en même temps qu'il constitue, du même coup, et solidairement, le moyen le plus efficace de ranimation, de véritable *résurrection*, toutes les fois qu'elles sont possibles ;

Etant donnée la détermination, à la fois expérimentable et pratique, de la limite *maxima* de la persistance latente des propriétés fonctionnelles qui constituent la *mort apparente*, et du *substratum* organique et fonctionnel de la ranimation en question ; et cette limite étant, en moyenne, de *trois heures*, le *tracteur automatique* de la langue doit, en conséquence, continuer à fonctionner sur le cadavre apparent, et à partir du moment le plus rapproché de la mort extérieure ou objective, au moins pendant *trois heures*.

Et afin d'assurer, sans le moindre doute possible, à la fois la *certitude* de la mort et l'impossibilité confirmée de la ranimation provoquée, cette continuation de fonctionnement pourra et devra être réalisée au delà de la limite en question, soit en *doublant*, ou même en *triplant* facultativement cette durée.

Ainsi se trouve résolu, dans son *postulatum* essentiel d'application et de vulgarisation pratiques, avec la base scientifique, le problème troublant de la *certitude* de la mort, et solidairement du *traitement rationnel de la mort apparente*.

Cette application, pour porter tous ses fruits, n'attend plus que la création généralisée et l'organisation, qui s'imposent et qui ne manquent guère qu'à notre pays, de *dépôts mortuaires* munis d'un service médical et administratif appropriés, sur lesquels nous nous proposons de revenir.

Mais, en attendant, il nous est permis d'affirmer ici, avec la sincère et profonde conviction, qui nous anime, à la suite de nos longues recherches, et après les résultats positifs, auxquels elles nous ont conduit, et que nous venons d'exposer de notre mieux : il nous est permis d'affirmer que si l'on veut, dans le cas de mort, et quelles qu'en soient la cause et la nature, acquérir l'assurance et la *certitude* que cette mort est *réelle* et définitive, et que la ranimation consécutive du cadavre apparent est devenue impossible, il sera nécessaire de recourir, au plus tôt, au procédé des *tractions rythmées de la langue* et de le mettre en pratique, sans désemparer, durant *trois* heures au moins, et au plus *six* et même *douze* heures pour toute certitude, soit à l'aide de la main ou de notre pince à traction (et alors en se relayant) ; soit — ce qui est à tous égards préférable en l'espèce — à l'aide *du tracteur automatique*.

APPENDICE

PRINCIPALES MODIFICATIONS FONCTIONNELLES

dans l'état de mort apparente

Désirant conserver autant que possible à ce travail le côté pratique et d'application, qu'il vise essentiellement et pour lequel il a été conçu et rédigé, nous en avons exclu volontairement les détails d'ordre scientifique, qui n'étaient pas absolument nécessaires à la clarté et à la démonstration des faits, que nous avions à mettre particulièrement en lumière; nous avons cru devoir réserver, notamment, pour en faire ultérieurement l'objet d'une reprise et d'une publication à part, les résultats d'observation des phénomènes qui accompagnent l'état *de mort apparente*, dans les conditions de la *vie latente*, qui n'avaient pu être, jusqu'à ces recherches, soupçonnée, encore moins appréciée dans sa durée réelle, dont la limite extrême, révélée à la fois par l'expérimentation et par l'observation pratique, concordantes, est de *trois heures*, au moins, après la *mort extérieure*, objective.

Les phénomènes en question se réfèrent surtout à l'état du *sang* durant cette période asphyxique extrême, et à l'état fonctionnel du *cœur*, de la circulation du sang en général, et de la respiration.

Sans entrer ici, nous le répétons, dans des détails qui seront prochainement repris et développés dans un mémoire *ad hoc* sur la *Mort apparente*, considérée en elle-même, et selon la conception nouvelle qui résulte de nos recherches, nous résumerons, en quelques mots, les principales constatations, qu'il nous a été donné de faire, au cours de notre étude sur ce sujet :

1° *Le sang et ses modifications intrinsèques.* — Le sang présente, en son aspect extérieur et en sa constitution, les caractères asphyxiques les plus accusés : coloration *noire* du sang artériel et teneur prédominante en *acide carbonique*, lequel a pris, presque complètement, la place de l'oxygène.

Nous disons « presque complètement », car l'examen spectroscopique montre, par la raie de l'hémoglobine, qu'il reste encore des traces d'oxygène, quelque imperceptibles qu'elles soient. Cette constatation n'est peut être pas sans importance, relativement à la possibilité et au mécanisme du rappel de la respiration et de la la vie, à cette période extrême de l'asphyxie et de la mort apparente. L'oxyhémoglobine n'ayant pas, en effet, totalement perdu sa fonction biologique, l'on conçoit que l'intervention, encore opportune, grâce à sa puissance, d'un moyen de résurrection tel que les *tractions rythmées de la langue*, soit capable d'opérer la restitution fonctionnelle et vitale, prête à s'éteindre, des éléments du liquide sanguin et, par suite, de la fonction respiratoire à laquelle ils prennent une part essentielle.

2° De son côté, le *cœur*, par l'état qu'il présente d'ordinaire à l'observation objective, également à cette phase extrême de l'extinction vitale définitive et irrémédiable, le cœur ne semble pas absolument dépourvu des conditions nécessaires au retour possible de son fonctionnement efficace. Il est encore animé de trémulations *myocordiques* saisissables à l'œil, et qu'un examen *radioscopique*, approprié et réalisé dans les conditions les plus favorables — notamment à l'aide de l'interrupteur de Venholt — permet de constater nettement[1]. L'on constate aussi à cette période extrême, quelque atténuée qu'elle soit, la persistance de la contraction des *oreillettes*, qui constituent bien en ce cas, de même qu'en tout cas d'extinction vitale, l'*ultimum moriens*.

Il résulte de cette seconde constatation que le *muscle cardiaque* n'a pas tout à fait perdu sa propriété motrice fondamentale, et qu'il est encore en situation de récupérer ses mouvements de totalité, avec le rythme caractéristique et normal. Aussitôt, en effet, que les *tractions linguales*, pratiquées selon les règles, ont réveillé et ranimé le réflexe respiratoire, et que s'est produit le premier signe de ce réveil, ce que nous appelons d'un mot significatif, le « hoquet inspiratoire », l'on voit le cœur reprendre, à son tour ses contractions, d'abord faibles, lentes et espacées; puis s'accentuant progressivement, jusqu'à la reprise totale du fonctionnement normal, qui marque le retour du fonctionnement simultané

[1] Cette même observation radioscopique révèle clairement les renseignements objectifs les plus curieux, les plus intéressants, sur la reprise et le retour du fonctionnement simultané et solidaire du *cœur* et du *diaphragme*, sous l'influence des *tractions rythmées de la langue*.

et solidaire *cardio*-respiratoire, et finalement la *résurrection* vitale.

3° Ajoutons enfin, toujours au point de vue des constatations phénoménales de la phase extrême de la mort apparente, qu'au moment où se produisent et apparaissent les trémulations myocordiques ci-dessus, il est possible d'apercevoir par transparence, dans les vaisseaux sanguins, notamment et particulièrement dans les gros vaisseaux voisins du cœur, et mieux encore à l'aide de l'inscription graphique, de faibles oscillations de la colonne sanguine, lesquelles témoignent, tout au moins, de la persistance ultime, quelque minime qu'elle soit, pouvant, elle-même, devenir le point de départ de la remise en jeu du véritable mouvement intravasculaire ; ainsi que cela se produit effectivement, à la suite de la rentrée en fonction du moteur central, le cœur, toujours et grâce à l'intervention des *tractions linguales*.

Il est aussi fort probable que l'entretien intérieur et latent des propriétés fonctionnelles des éléments et des tissus organiques, notamment de ceux qui constituent le *substratum* organique et fonctionnel du *réflexe respiratoire* (éléments sensibles, moteurs et excito-moteurs) que cet entretien, dis-je, résulte de la persistance ultime des phénomènes cardio-circulatoires qui viennent d'être signalés.

Tels sont, dans leur expression sommaire, mais exacte, les principales modifications fonctionnelles qui, du côté des organes essentiels de la fonction circulatoire, accompagnent l'état extrême d'asphyxie et de mort apparente, et qu'il n'était pas inutile ni sans intérêt de signaler ici, pour compléter la conception de cette dernière, et pour expliquer, en même temps, le mécanisme du retour au fonctionnement normal de l'organisme et à la vie, sous l'influence des *tractions rythmées de la langue*.

TABLE DES MATIÈRES

8

TOURS. — IMPRIMERIE DESLIS FRÈRES, 6, RUE GAMBETTA.

www.ingramcontent.com/pod-product-compliance
Ingram Content Group UK Ltd.
Pitfield, Milton Keynes, MK11 3LW, UK
UKHW021100260726
13994UKWH00002B/613

9 782329 216904